五运六气临床病案传真

王希军◎著

中国中医药出版社

·北　京·

图书在版编目（CIP）数据

五运六气临床病案传真 / 王希军著 .-- 北京：中国中医药出版社，2019.8

ISBN 978 - 7 - 5132 - 5193 - 8

Ⅰ.①五… Ⅱ.①王… Ⅲ.①运气（中医） Ⅳ.① R226

中国版本图书馆 CIP 数据核字（2018）第 212056 号

中国中医药出版社出版

北京经济技术开发区科创十三街 31 号院二区 8 号楼
邮政编码 100176
传真 010-64405750
保定市中画美凯印刷有限公司印刷
各地新华书店经销

开本 710×1000 1/16 印张 14.5 字数 268 千字
2019 年 8 月第 1 版 2019 年 8 月第 1 次印刷
书号 ISBN 978 - 7 - 5132 - 5193 - 8

定价 59.00 元
网址 www.cptcm.com

社 长 热 线 010-64405720
购 书 热 线 010-89535836
维 权 打 假 010-64405753

微信服务号 zgzyycbs
微商城网址 https://kdt.im/LIdUGr
官 方 微 博 http://e.weibo.com/cptcm
天猫旗舰店网址 https://zgzyycbs.tmall.com

我的五运六气之路

　　说起学习中医来，我也自觉惭愧，毕业近20年，感觉临床积累经验的过程非常慢，对于研究更深一步的理论简直是毫无进展，仅仅是在学生阶段学的那一点点阴阳五行、脏腑辨证书本知识，要想拿到临床上来"实战"，简直是闭门造车。如果不跟师学习和多看书，要想积累点经验，尤其是要治疗没有见过的疑难杂症，感觉像是在广袤的沙漠上行走一样，一点也找不到北。

　　幸运的是，我在2014年12月山东省中医药管理局组织的全省中医骨干医师培训会上，结识了国家中医药管理局龙砂医学流派代表性传承人顾植山教授。七天的全封闭式会议学习中，第一位讲课的就是我们尊敬的顾植山教授，会上我被顾老师那渊博的知识所深深吸引，尤其是顾老讲到中医与中华文明的渊源时，更是令人耳目一新。那种感觉就像醍醐灌顶，沁人心脾，用比较时髦的一句话来形容，就是"终于找到了组织"，原来这才是中医，中医的根在这里，这才是我们要追寻的中医引路人。顾老师讲完课走向后台，我极度兴奋地追了过去，恳请老师能收我为徒，当时老师只是说了一句："你要是学习，就去我们那里进修吧。"虽然当时没有得到老师非常明确的答复，但我也十分满足。

　　回到单位后，培训学习渐成往事，余温也慢慢散去。2015年4月的某一天，我突然接到了山东省中医药管理局的通知，愿意拜顾师学习的人可以填表申报，我顿时感觉像是中了彩票大奖一样，极度兴奋，于是当天下午就跑到济南报了名。2015年6月，在山东省烟台市召开的一次全国五运六气学习班上，我如愿以偿地成为了顾老的弟子，进入龙砂医学门下，开始了五运六气的学习之路。

　　说起五运六气，我在以前的工作中也时有注意，但始终没有入门。记得2010年我还在北京广安门中医院进修的时候，看到图书馆里有不少关于五运六气的书籍，我感觉到这是好东西，还专门复印了几本，放到书橱里存了起来，只是没有引路人，我也一直"没空"去搭理它。

　　2015年6月在山东烟台召开的五运六气会议应该是全国第四次会议了，以前每年的会议，我都在《中国中医药报》上注意到过，但一次也没参加，看来是缘分不到啊。从顾老在江阴组织的第一次会议时我就想去学习一下，包括后来的山东临沂会议、山东青州会议，但是始终没有成行。现在回想一下，深感遗憾，如果当年早点拜师的话，在中医的道路上要少走多少弯路啊。

以前在临床诊疗过程中，我感觉到了某段时间某些类型的疾病发病人数特别多，某一类方剂应用也特别多，但是没有一点五运六气的知识，也就不知其所以然了。还记得前些年在某大医院进修的时候，带教老师接诊了一个哮喘患者，患者二诊时说，这次的疗效不如去年好，带教老师说还是去年一样的处方啊，当时那位老师不懂为什么，我也不懂。现在想想，运气变了，病亦变了，再用以前的处方，就成刻舟求剑了。

自从开始学习五运六气，我感觉自己就像一只青蛙从井底爬到了田野，一只小鸟从小树林飞到了草原上，思路变得越来越宽广，越来越无拘无束。在学习五运六气之前，临床上也接触了不少的学术流派，从金元四大家的攻下派到滋阴派，从寒凉派到补土派，从清朝的温病学派，到近代的温阳派，我总感觉好像有一条线穿在里面，蠢蠢欲动想要整理，但是总找不到思路，自从2015年听了顾老的一堂课后，心中豁然开朗。五运六气就是一条线，一支带着生命力的箭头，勇往直前，射向未来，将中医历史流派的发展穿透得淋漓尽致。

学习中医，一定要在生活中做个有心人，勤于观察，乐于联系，我们的生活中，处处都有五运六气的成分在里面，我们人本身就是宇宙自然界的一份子，"天地合气，命之曰人"，人和万事万物一样都有其自己存在的"律"。我们的生活是由"律"组成的，宇宙离不开"律"，我们的生活也离不开"律"，当然疾病也离不开"律"，我们诊断疾病也好，治疗疾病也好，离开了"律"也就离开了中医的本，这个"律"的表现形式受五运六气的影响，所以说我们研究疾病就要从"律"着手，研究"律"就离不开五运六气，所以说五运六气是中医的根之所在。所有的这一切都离不开顾老对我的教导，忘不了老师在吃饭之际，乘车之时，餐后之余处处对我们龙砂弟子的谆谆教导，感恩老师对我们这些龙砂晚辈的引领。

拜入龙砂医学流派门下学习五运六气，只有近3年的时间，也积累了部分临床经验，但是仔细分析肯定还有十分不足的地方，很多的运气方也是照葫芦画瓢，还有很多需要精进的地方，如果这些临床病案能够给大家带来一点思路，我也很欣慰了。

龙砂医学流派后备传承人、淄博市张店区中医院的罗彤医师对本书籍资料的整理做了很大贡献。特此表示感谢。

王希军

戊戌年丁巳月

山东省淄博市龙砂中医研究院

临床思路小序

以前我在门诊看病，首先是应用脏腑辨证、八纲辨证等思路，再结合自己所谓的临床经验用药"组方"。说实话，开出方子后有没有疗效很多时候连自己都不知道，更不用说患者问起来"吃完药后效果会怎么样""大约多久见效"，自己心里完全是一片迷茫，即使回答，也是安慰患者，让患者吃吃看，吃吃再说。至于效如桴鼓、立竿见影、灵丹妙药之类的词语那根本就是镜中月、水中花。

自学习五运六气以来，我逐步熟悉了顾植山老师的"顾氏三阴三阳开阖枢图"的涵义和精髓，了解到了这个"开阖枢图"对身体生理和病理的影响之大，对疾病的认识有了一个质的飞跃。

19世纪70年代发展起来的弦理论是理论物理的一个分支学科。弦理论的一个基本观点是，自然界的基本单元不是电子、光子、中微子和夸克之类的点状粒子，而是很小很小的线状的"弦"。弦的不同振动和运动就产生出各种不同的基本粒子。我由此想起来《道德经》："道生一，一生二，二生三。"三是什么？三是三阴三阳，三阴三阳是什么？三阴三阳是"律"，千古不变的"律"，是宇宙永恒的主题。我们人类的存在，我们身体的生理活动以及疾病的发生，甚至我们日常的生活、工作都离不开律。

有人说，我们人类很伟大。但如果我们从太空中看，地球上的人类又变得非常之渺小，像许多其他的动物一样，微不足道。就像我们看细菌、病毒一样，它们是那么的渺小。即使再渺小的东西，也有其"律"在里面，也会对我们人类产生各种各样的影响，这是自然界的规律，宇宙存在的表现形式。

我们认知到了这个"律"，就要充分尊重、利用"律"。到了我们的中医就是三阴三阳，就是六经。疾病万变不离其宗，这个"宗"就是六经，我们抓住了六经，抓住了开阖枢，抓住了气机的升降，病机就豁然开朗。

本书籍中记载了近4年来大量的运气方，因为本人自2015年（乙未年）拜师以来至2018年（戊戌年），临床上运气方的使用率比较高，其他的运气方这一段时间应用率不是很高，这与我的临床水平有关，也与这几年的运气有关。

目 录

第一部分　五运六气临床故事

第二部分　运气单方临床应用

第三部分　运气流转临床应用

第一部分

五运六气临床故事

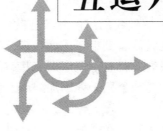

肝硬化肾衰患者的救星

飞机场是见证人聚人散的地方，我们的医院不也是吗？在紧张而忙碌的临床工作中，还是有很多可圈可点的小故事发生，这让我们的生活平添了一份感动。令我记忆尤深的是一名叫李某的患者，她的故事无疑是这个冬天最好的温暖。

李某，女，61岁，入院日期：2015年12月17日。腹部彩超：①肝硬化声像（脾大）（腹水）；②胆囊结石；③右肾体积略小。血常规示：白细胞 24.62×10^9/L，中性粒细胞比例 89.8%，随机血糖 28.54mmol/L，血肌酐 332μmol/L，血尿素氮 32.3mmol/L。

记得患者入院的时候，是家属到我的门诊开了住院小票去办理住院手续的，没有见到患者。第二天去查房的时候看到患者重病在床，呈嗜睡状态，病情极其危重：肝硬化腹水，空腹血糖极高，肾脏呈现尿毒症状态。当时感觉这么重的患者不会维持太久，根据病情开了3剂柴桂干姜汤加减后，我就到江阴跟随老师学习去了。

3天后，从江阴回家已经很晚了，第二天交班的时候，听值班医师说，这个患者这几天尿量一直很少，病情危重。于是我来到患者的床边，看到患者面色晦暗，腹大如鼓，喊之略有回应，再看了看前几天的处方，感觉柴桂干姜汤应该很不合适，可能当时太过于草率了，便又仔细诊断了一下病情。患者家属叙述说，患者凌晨2点左右醒后就再难入睡。这时我想起了厥阴病欲解时，是从丑至卯时，再看了看患者的舌脉，这不是个乌梅丸证吗！患者还具有肾脏浊邪内郁的情况存在，于是开了3剂乌梅丸：乌梅40g，人参10g，黄柏12g，黄连9g，酒大黄15g，桂枝12g，干姜9g，附子15g，细辛3g，当归10g，花椒6g，加大黄15g。

按照病房一般查房的程序，医生下完医嘱后，护士执行完，要等到晚上患者才能喝上中药，但是看到患者痛苦的样子和家属着急的神态，于是马上嘱托医师将中药拿来。由于医院有免煎中药，服用比较方便，所以上午9点患者就喝上中药了。

第2天早晨，我一来到医院，迫不及待地来到患者房间，还不等我开口说话，家属就打开了话匣子："王主任，太好了，昨天上午开始喝药到现在，23小时尿量已经 7400mL 了，你看我妈精神都好多了，昨天晚上睡得可香了，我们前段时间用了好几千元的白蛋白，也没有这一剂中药管用啊，太感谢您了！"患者抓着我的手，发自内心地说："没有想到我们祖国的中医是这么神奇！大夫，你看，我自己照镜子都发现脸色没有那么青了，我刚住进来时，脸色就像过年的腊八蒜一样，青里透着绿。中心医院我也看过了，没有这么好的疗效！我现在的脸色可滋润多了！你看我的肚子，小了很多。真是神奇啊！"

当然我也是相当开心，于是回到值班室，嘱咐其主管医师明天再检查一下血糖和肾功能。

第 4 天早晨，护士按时抽血化验，上午 10 点钟出结果了，血糖 8mmol/L，血肌酐也下降了 100 多个单位，尿素氮也由 32.3mmol/L 下降到了 26.3mmol/L，这才喝了 3 剂不到啊！

患者后续治疗一周后，腹水消失，血糖、肾功能明显好转出院。

都说中医都是"慢郎中"，但是在该患者身上，中医可是稳、准、快。短短 3 天时间，让原来腹大如鼓的"腊八蒜"变成了亭亭玉立的"小蒜苗"。这难道不是我们中医的实力？不是我们中医的魅力？

在危重患者的治疗过程中，我们中医也展现了自己的风采，弥补了西医的缺陷。大量事实告诉我们，中医是一门无比先进的科学，博大精深的治疗体系成就了这一点。中医学掺杂着很多人文情怀、哲学思想，只要肯发掘她的美，她会给你不一样的人生，令人不禁感叹华夏文明之美，华夏文明之魅力！

盗汗患者的痛苦

这是我学习五运六气以来诊治的第一个盗汗患者，当得知患者病情好转时，心情十分激动。

患者赵某，男，1955 年出生。1973 年夏季受寒湿后出现夜间盗汗，中药反复治疗 40 余年，曾服用六味地黄丸、知柏地黄丸等滋阴补肾的药物，未见明显疗效。期间排除了结核等诊断。2015 年 9 月 13 日就诊，症见夜间盗汗，腰部怕冷，口苦，二便正常，睡眠可，舌质淡紫，舌体胖大，脉沉细弦。

当时询问患者诊疗经过时，患者说道："在我们当地中医院我老同学那里看过，他还是我们市的名老中医呢，给我开的全是补肾阴、敛汗的药，丝毫没有效果，省级中医院也看过，大小中医诊所也看过很多，40 多年了，这个盗汗折磨了我 40 多年，痛苦死了！"

对患者的病情有了这些了解以后，再联系五运六气理论，我顿时感觉好像有了底气，对患者说："你不要着急，我给你先开 3 剂中药，吃完再来找我看看吧。"

开方时我想到，乙未年，太阴湿土司天，备化汤是可以应用的，但是患者的舌色是淡紫的，脉也有点弦，只用备化汤好像不是很完整。我很快又想起了顾老师最近在《中国中医药报》上发表的一篇关于血府逐瘀汤的文章，血府逐瘀汤可以入少阴心经，可以降阳明。备化汤和血府逐瘀汤合用，人体中上下两个枢纽就都打开了，枢纽打开了，机体的津液气化也就能够正常运转了，血府逐瘀汤也正好符合患者舌质紫暗、脉弦的气滞血瘀情况。这样一来我心中就更加有底了，给患者开了 3 剂药后，那种迫不及待等待疗效出现的心情，简直是无法形容。

3 天后患者二诊，对我说："王主任，你的中药太神了，我当晚吃了一次，晚上出汗就少多了，吃了两剂，晚上基本上就没有再出汗。别看你们医院级别低，还真是藏龙卧虎啊！"说实话，不是我的水平高，是因为以前我们没有接触到中医的灵魂，工作了快 20 年，其实是很惭愧的。听了患者的表扬和赞许，作为一名中医人从心底发出一种骄傲，同时也为五运六气的伟大而感叹，更加感恩恩师的教导和引领。

这么两个处方一合，就能治疗 40 多年的一个盗汗，是不是碰巧了？尤其对于西医来说，这是个案，不足为奇。

但是，我相信我的辨证，更相信五运六气，相信这绝不是个案。过了十天，门诊又给了我一个验证的机会。

那是一个周四的下午，我准备下班了，门诊又来了一个盗汗的患者。不过这个患者已经确诊胸膜结核两年了，夜间盗汗也两年了，临床症状与上个患者一样。有了上次的经验，我便开具了同样的中药处方，为了能够尽快看到疗效，同样也是3剂。3天后患者二诊，和上个患者一样，盗汗明显减轻。于是原方继用一周观察后效。

从那以后的3个月里，我接连诊治了5例这样的盗汗患者，根据辨证情况，全部采用了备化汤合血府逐瘀汤，患者全部明显好转。

有人说中医神奇，那是对中医不了解；有人说中医很难学，那是对中医不热爱；有人说中医疗效太慢，那是没有抓住中医的精髓。

"刀下留人"的完全性肠梗阻患者

晚上 7 点，我正在看书，一阵急促的电话铃声传来。"王主任吗？我家老李肠梗阻又发作了，痛得特别严重啊！急死我了，怎么办呢？"我想起来了，这是去年我收治过的一个肠梗阻患者，他住在 40 公里之外的一个偏远山区，但是今天夜色已黑，患者再到城里来的话，可能会耽误病情。于是我回复她："你先就近到医院治疗吧，别耽误了病情，等稳定了，再过来吧。"电话那头回答："好吧！"

两天后，我几乎忘记了这件事情。下午我在门诊准备要下班时，那个电话又来了："王主任啊，我家老李病情还是不减轻啊，现在这个医院虽然是西医三甲医院，内科也只是保守治疗，丝毫不见缓解啊，我要到你那里去住院！"听到患者家属那迫切、焦急、信任的语气，我只好说："那来吧！"

第三天早晨，我一来到医院，马上找到卧病在床的患者。他看到我后，一边呻吟，一边对我说："王主任，快点救救我吧，我疼得受不了了！"于是我诊察了患者的舌象和脉象，组方小承气加人参汤（我记得患者上次住院时也是用了这个方剂）。开完处方后，我就去门诊了。

上午 10 点，病房里的主治医师告诉我，患者服了中药后还是剧烈疼痛，已经请外科会诊了。由于患者病情较重，属于机械性完全性肠梗阻，需要尽快手术，否则可能会出现肠坏死，后果极其严重。但是患者家属不愿意手术，想用中药治疗。听完主治医师汇报完后，我只是嘱托了一句："继续服早晨开的中药吧。"然后就继续门诊工作到了下午下班。

下午 5 点后是我的夜班，白天的值班医师交班时称，患者依旧疼痛剧烈，必要时需要再请外科紧急会诊并手术。

此时患者焦急、痛苦、急迫的心情也深深影响了我。患者及家属对我寄予了多大的期望啊！一整天过去了，病情丝毫没有缓解的迹象，如果是一个普通的患者，可能早就到手术台上去了。这种情况迫使我坐下来再重新诊断。患者发病于 2015 年 12 月 5 日，苔薄白，脉沉细弦。今年六之主客气皆是太阳寒水，何不用小承气加附子汤试一试？于是嘱托护士抓紧时间拿来免煎中药，嘱咐患者马上服用。

晚上 8 点，患者家属来到医生办公室找到我说，患者腹痛越来越严重了。我问："中药没有喝吗？""没有喝，因为一喝中药，就会吐出来，害怕再吐。"我说："你让他一口一口慢慢喝，这次应该不会再吐了。"我一边说一边来到患者身边，触了触其腹部，感觉肠鸣音极弱。此时我绞尽脑汁地想："杂合以治，各得其所宜。还有什么方法呢？对了！针灸，还有针灸！"于是马上联系针灸科，拿了一包针灸针，一边让患者将中药服下，一边开始选穴进针。选用上脘、中脘、天枢、足三里、合谷几处穴位，下针得气 5 分钟后，患者说："王主任，有动静了，我肚子在蠕动，虽然有肠鸣音，但是不那么痛了。以前只要是有肠鸣音，就剧烈疼痛，看来是快通了。"患者露出了喜悦和轻松的面色，我紧张的心情也得到了缓解。针灸效果还是不错的，患者没有再出现呕吐情况，腹痛也明显缓解。一直留针到晚上 9 点，起针后患者舒了一口气，放心去休息了。

"王主任，患者腹部疼痛又加重了，你快来看看吧！"凌晨 2 点半，一阵急促的敲门声把我惊醒。此时我的心里想：坏了！要马上手术，不能再等了。我一边不停地思索，一边快步来到患者身边，告诉家属做好手术准备，同时请外科紧急会诊。并再次给患者针灸。

凌晨 3 点，外科会诊意见是必须马上手术，我便嘱患者准备转手术室。外科会诊医师刚走，患者家属突然跑到我的办公室大声吆喝着："王主任，通了，通了！"我急速来到病房，患者正静静地躺在病床上，脸上露出幸福、满足、舒畅的表情，他说："王主任，谢谢你，我通了，一点也不痛了，刚才我去厕所，排出好多大便，现在病好了。"

此时我的心情无法用语言来描述，只是拖着疲惫的身体对患者说："好好休息吧，明天我们再复查一下。"

第二天早晨 8 点一上班，我便嘱患者做腹部透视，结果是腹部仍有大量的液气平面。看来昨晚只通了一点点，既然小承气加附子汤有效，又嘱患者连续服了 2 剂，只是排出少量粪便，腹部透视仍有大量的液气平面。

看来辨证还是没有到位啊。回忆患者病史，2014 年第一次出现肠梗阻，而患者是 1964 年出生，《素问·八正神明论篇》曰："以身之虚而逢天之虚，两虚相感，其气至骨。""病如不是当年气，看与何年运气同"，六甲年，土运太过，附子山萸汤啊。于是我立即开了 2 剂附子山萸汤，患者服完后重新检查腹部 CT 示：腹部液平面全部消失。肠梗阻完全好了。

1 个月后见到患者家属，家属一再道谢并称，患者出院后未再出现肠梗阻。中医不但帮助患者免除了手术之苦，还彰显了中医在危急病中的作用和地位。

反复发作住院的肺心病心衰患者

2015 年 6 月，我于山东省烟台市拜龙砂医学流派的顾植山老师为师后，便对五运六气产生了浓厚的兴趣。虽说以前也对五运六气多少了解一点，但是只是皮毛。拜师学习后我迫不及待回到了医院，千方百计想"露一手"。终于，机会来了。

2015 年 6 月 20 日下午 5 点，快下班了，门诊突然来了一名患者，被轮椅推入，胸闷气喘特别明显。家属叙述说，患者患有严重的肺心病，从去年到现在，已经在我们市多家医院住院治疗，但效果都不是很好，今天特来看看中医有没有什么好办法。我大体看了看患者的舌苔和脉象，凭着以前对这种病的治疗经验，又联系了五运六气的理论，顿时有了胸有成竹的感觉，对患者及其家属说："你这个病我来给你治疗吧，我们中医会让你好转的。"于是将患者收住入院。

入院后询问病史：患者何某，男，1952 年 5 月 21 日出生。因"咳嗽、咯痰反复发作 50 余年，喘憋 1 年余，加重 1 周"于 2015 年 6 月 21 日（夏至前 2 天）收住我院。

发病情况：患者 50 余年前无明显诱因出现咳嗽，咯痰，痰少，可咳出，无恶寒发热，无喘憋及胸闷，无胸痛及咯血，治疗后好转（具体不详）。50 年来上述症状反复发作。3 年前无明显诱因出现喘憋及胸闷不适，于区人民医院以"慢性阻塞性肺疾病、慢性肺心病、支气管扩张"住院治疗，好转出院。3 年来喘憋、胸闷逐渐加重，反复住院治疗。2014 年 3 月曾因病情加重住院治疗。1 周前无明显诱因出现上述症状，昨日于市职业病防治院急诊就诊，给予速尿、西地兰、喘定及丹红注射液治疗，症状稍改善。

否认高血压病、冠心病、糖尿病病史。神志清晰，面色萎黄，言语低沉，呼吸急促，上腹部胀满，大便不成形，纳差，舌淡白，苔薄白腻，脉细数。

查体：桶状胸，双肺呼吸音稍粗，双肺可闻及干湿性啰音，心率 104 次 / 分，心律整齐，各瓣膜听诊区未闻及病理性杂音。腹部膨隆，软，肝脾于肋下未触及，双下肢凹陷性水肿。

胸部 CT：两侧支气管扩张合并感染，局限性肺气肿，胸膜肥厚。心电图：①窦性心动过速；②部分导联 T 波倒置（II、III、avF、V_1-V_3）；③肺型 P 波；

④左房负荷增大可能。

因为患者入院当天已经在其他医院用过药物，故未再应用任何西药。患者虽然是 2015 年来就诊，但是病情加重是在 2014 年，"病若不是当年气，看与何年运气同"，于是根据《素问·气交变大论篇》指出，六甲太宫之年，"岁土太过，雨湿流行，肾水受邪"，土盛木复，遂选用附子山萸汤主之；又加六乙少商之年，岁金不及，附子山萸汤加人参，补土可以生金，实土即以御水。处方如下：

附子 15g，人参 10g，山萸肉 24g，乌梅 20g，木瓜 30g，肉豆蔻 12g，清半夏 12g，丁香 12g，白术 24g，木香 12g，生姜 12g，桂枝 24g。

当时我开完中药告诉患者服用方法后，因为还有其他事情，就匆匆离开了医院，以为患者会按时服药，明天早晨交班的时候，就能见到疗效。

第二天即 6 月 21 日早晨，我来到医院后，迫不及待的来到了患者的房间，见患者正在生气。虽然患者病情很重，但是大声吆喝着说："我要出院，马上出院，看看你们医生给我开了些什么药！"于是随手拿出地高辛、速尿等等一大包西药来说："我要是吃西药还来你们中医院做什么？"我问："你昨晚没有服用中药吗？"患者显得更加生气了："我根本就没有看到中药。"于是我赶紧安慰了一下患者："你先不要着急，我马上调查一下到底是什么环节出现问题，你给我一天的时间，如果病情没有好转，你再出院不迟。"好说歹说，患者算是安定下来了。

我马上回到医生办公室，了解完情况后，严厉地批评了值班医护人员。原来是我开完中药，护士将中药方传到中药房后，发现有附子和半夏，需要签字，当时我有其他急事离开了医院，而护士发现中药方没有签字后，没有拿中药，也没有交班就回家了，因此耽搁了患者服用。于是我吩咐护士立即拿药，让患者立刻服用，到中午时再服用另一半。同时吩咐责任医生进行相关检查。

下午血气分析（未吸氧）结果示：PH：7.30，PaO_2：60mmHg，$PaCO_2$：87mmHg，SaO_2：88%，乳酸：1.2mmol/L，实际碳酸氢盐：42.8mol/L，标准碳酸氢盐：34.3mmol/L，TCO_2：45.5mmol/L，BE：12.4mmol/L。BNP：8600pg/mL。

6 月 21 日中午，我出完门诊再去看患者时，患者已经感觉胸闷明显好转，也不要求出院了，于是嘱咐患者，晚上 6 点再喝另外一剂，到 9 点时喝完剩余的半剂，进一步观察疗效。

6 月 22 日，晨起交班，患者 24 小时入量 2202mL，总出量 5700mL，尿量 5700mL。患者自感憋喘症状明显减轻，可以平卧，双下肢水肿明显减轻。嘱患者继服上方中药。根据患者的表现嘱托主管医生明早查心衰指数 BNP。

6 月 23 日，我晨起 7 点来到病房，想看看患者病情是否继续好转，但是在房间没有见到患者。我以为患者病情突然加重，昨晚已经转院了呢，便询问了值班护士，护士说，患者在走廊呢。我回头一看，非常吃惊，患者正一个人在走廊里来回散步，和两天前判若两人。交班记录示：患者 24 小时入量 2900mL，出量 3000mL。患者症状明显减轻，双下肺可闻及湿啰音，双下肢轻度水肿。23 日早晨的 BNP：190pg/mL，已经完全恢复正常，血气分析：PH：7.38，PCO_2：68mmHg，PO_2：53mmHg，乳酸：2.2mmol/L，$HCO3^-$：40.2mmol/L，BE：15.1mmol/L，THbc：192g/L。

6 月 24 日早晨，患者已经在病房走廊走了近 200 米，对医生说："我好了，我要出院。"但是考虑到患者患病已久，肺功能还没有恢复，处于 II 型呼衰状态，便没有让其出院。到 6 月 28 日上午，患者感觉状态非常好，自动出院，半月后电话随访，病情稳定。

一年后，我与病房医师交流起这位患者时，一直认为他的依从性不是很好，可能转到其他医院去就诊了。其中一位医师说："最近我看见他去办理慢性病了，状态非常好，从那次出院后没有再住过院。"

从此我更加坚定了学习五运六气的信心，在门诊与病房里治愈了许多重症患者。五运六气将我引入了中医的殿堂。

婴儿的福音

丙申年春节，正月初三下午5点，春意盎然，人们沉浸在春节的欢乐祥和之中。正逢春节值班的我一如往常地工作，突然电话铃声响起，是老同学的电话："小儿子昨晚发烧到现在还没有退呢，体温39℃，还咳嗽，老同学你看看怎么办啊，这么小的孩子，才10个月，我可不想给他打点滴啊。"

我这个老同学，年过不惑，才拥有了自己的小公子，将其视若珍宝，一有风吹草动，就紧张的不得了。这大过年的，突然来了这么个电话，想必非常着急。如果放到以前，看西医的话，至少得检查一遍，弄不好就给输液。看到老同学的就医意识在逐渐改变，我不禁为他的信任感到欣慰。

临近春节前后，门诊上因咳嗽、咽痛、咽干等上焦火证就诊的患者特别多，主要考虑到2016年少阳相火司天，一之气主厥阴风木，客气少阴君火，风火相煽，风助火势，所以选用三阴司天方中的正阳汤加减效果特别好。有了前车之鉴，接到老同学的电话后，心中有底，于是马上回复他："你过来吧，我给孩子开两剂中药……"还不等我说完，他就马上否决了："这么小的孩子，中药他可喝不了！"我也立即向他解释道："不用喝！你拿回家后，将一剂中药用开水浸开后，放到30℃左右，不要太热了，用毛巾蘸中药液，给他前胸后背擦拭，10分钟就可以。"

虽然他听了我的话，有点半信半疑，但还是到药房拿了两剂中药：正阳汤加钩藤10g，羚羊角粉1g。

晚上9点半，我去参加一个同学聚会，回家的路上，突然想起这个同学的孩子，不知道怎么样了。虽然那时比较晚了，但还是拨通了他的电话问道："孩子发热情况怎么样了？""孩子早不发热了，现在已经睡熟了，谢谢老同学！"

第二天上午，我又给他打了个电话："孩子现在情况怎么样？还发烧吗？""从昨天晚上用药后发热倒是不发热了，就是还有点咳嗽。"我又问："昨天的中药你没有再给他擦拭身体吗？""没有啊，我认为只是退热的，就没有再给他用。""这样吧，你用剩下的药，再继续给孩子擦拭吧，应该会好的。""好的！我再擦擦看吧！"

第三天，再次电话，孩子完全康复，无发热，无咳嗽。

　　婴儿用药难，尤其是中药，这是做家长的愁心、伤心事。婴儿的皮肤娇嫩，我们完全可以利用这一点，通过皮肤吸收汤药，照样可以起到很好的疗效。

　　通过这次的事情，让我感到我们国民的就医意识正在逐渐转变，从原来的不相信，到现在能接受中医治疗，说明我们的努力没有白费，中医中药实实在在的以实力证明了这一点，中医以人为本的医疗理念，结合自然规律，讲究天地人合一、因地制宜、因人制宜的辨证体系，恰恰体现了这一点。

　　如果我们的孩子从小就能接受中医这种人文绿色医疗，人人都有绿色医疗理念，就不会有那么多的"激素孩子"。孩子少生病，妈妈少担心。我们的国民素质，都能得到很好的提高。想到这些，我们还有很长的路要走，这是我们每位中医人义不容辞的责任和义务！

自己也做了一次急重症患者的家属

2017 年 8 月某日下午，我正在研究院门诊，还有十几位患者在候诊，突然一阵急促的电话声打断了我的思绪："王希军，你快来看看，我感觉胸口特别疼……"然后就挂断了电话。这是岳母打来的。我知道老人有冠心病病史，以为这次又发作了，于是匆忙安排好候诊的患者，拿上速效救心丸等急救药品飞奔到了老人身边，马上给她舌下含化了速效救心丸。5 分钟过去了，仍然没有缓解的迹象，又过了 5 分钟，老人还是胸痛严重。此时我认识到了病情的严重性，是否是主动脉瘤破裂？想到这里我起了一身冷汗，不敢再多停留一秒钟，立即打车将老人送到了医院。

我在 CT 室外焦急地等待。"王主任，根据老人的心脏 CT 初步诊断为主动脉夹层破裂，具体什么程度还要做加强 CT，您稍等一下吧。"果然当初的判断是正确的，此时我的心情就更加紧张了，这是危急重症，我们是在和时间赛跑，和死神较量。10 分钟后，加强 CT 结果终于出来了：主动脉瘤夹层破裂，一直延伸到腹主动脉肾脏水平，病情万分危急。

由于我们医院处理该疾病的能力有限，此时转院怕途中出现危险情况，于是远程邀请省级医院的专家会诊。会诊结果：绝对卧床，立即静脉使用硝酸甘油等降压药物，维持血压在原有血压的 90% 左右，控制好情绪，只要出血部位不再继续出血，就还有救。

于是我马上执行医嘱，静静守候在老人身边，虽然药物用上了，但是老人依旧心情烦躁，坐立不安，血压在 190/120mmHg 左右，心前区疼痛丝毫没有缓解，硝酸甘油从开始计量的 5μg/min 起，一直到了 60μg/min，血压才开始下降至 180/110mmHg，胸痛依旧。我也依旧心急如焚。

难耐煎熬的一晚上过去了，老人依旧在痛苦中挣扎，我这当医生的女婿也快要无计可施了。山重水尽疑无路，柳暗花明又一村，当越着急的时候，就要越沉住气，我以前在病房也是用中药救急的，怎么到了自己人身上就全忘了呢？我们三年前曾经用真武汤将一病危的 95 岁肺心病心衰患者抢救过来，自己家的老人何不试试呢？

此时已经是入院第二天的下午 2 点了，虽然没有再继续出血的迹象，但是症状丝毫没有缓解，于是我分析了老人的出生运气特点：1952 年 4 月，太阳寒水司天，二之气阳明燥金加临少阴君火，发病于木运不及的 2017 年，四之气太阳寒水加临太阴湿土之际。追问老人睡眠情况，诉夜间 2 点容易醒，醒后难以入眠，这是厥阴病欲解时啊！当时我的心情非常激动，像找到了救星一样，立马到药房取了 2 剂乌梅丸汤剂，即刻给老人服上，到了夜间 10 点老人能安静入眠了，血压也开始恢复至 130/70mmHg，静滴的硝酸甘油也由 60μg/min 降到了 5μg/min。第二天早上老人醒来，开心地笑了，说："我这么多年来，从来没有睡过这么舒服的觉，现在心里敞亮了，也不疼了。"这下我一颗悬着的心也放了下来，不是那么着急了，也可以向夫人交代了。于是我又咨询了省级医院的专家，专家说这种情况，半个月后再做一次心脏加强 CT 看看吸收情况怎么样。老人既然吃乌梅丸效果这么好，那就继续吃。又连续吃了 5 天后，老人完全能够在床下走动了，胸痛基本消失。我迫不及待地又让老人做了个 CT，结果让 CT 室的老师大吃一惊：仅仅 5 天时间，主动脉瘤加层破裂后的瘀血几乎消失了 70%。他问我们是怎么处理的，我自豪地告诉他是中药，是我们的五运六气挽救了老人的生命。

　　老人总共在医院休养了 20 天，最后完全康复出院，至今大半年了，身体一直很好。

　　以前总听别人说"医不自治"，那应该是"医不自信"的表现吧。

祖国的瑰宝——中医

山东省淄博市张店区南定镇卫生院中医科郭文聪
指导老师：山东省淄博市张店区中医院王希军

冬天，北方人记忆最深的就是雪。洁白的雪花使生活的快节奏些许的慢了下来，许多浪漫故事都是从下雪开始的。但是2016年的雪让我记忆最深的却是一场突如其来的车祸。鲜红的血在洁白的雪中，显得是那么刺眼。

1月27日，我接到了姐姐的电话。电话里姐姐很着急，说她的朋友何某在17日的大雪中不幸遭遇车祸，当场5根肋骨骨折，后在我们区中医院的外科住院，目前感觉胸口很憋闷，痰多，不易咳出，让我这个中医大夫去会诊，看能不能吃点中药缓解一下。我欣然答应，内心感到无比的光荣和欣慰。光荣是因为自己是一名中医工作者，欣慰是因为国人对健康的态度转变，对绿色医疗的认可。

于是我在27日下午到外科找到何某。已经被病痛折磨了10天的何某，面容憔悴，声音低微，急促的喘息声与医生的职业素养让我感到病情的严重性，马上查看了她的胸部CT（2016年1月17日），显示：双肺挫伤肋骨骨折（左侧第5～10肋），创伤性胸腔积液（双侧）。

1月19日的二诊CT示病情没有好转，反而更加严重。胸水越来越多，治疗方案也太过牵强。患者当时很紧张，既紧张自己的病情，又紧张医疗费用。从住院到我接诊，10天的时间已经花费了9600元。我给患者查体后，看了舌苔、脉象，问为什么不接受中医治疗？她说外科没有中医医生。

我当时想到了我们五运六气委员会，我自己就是委员，从入会到现在感到收获颇丰，于是马上联系了委员会的王希军老师。刚好呼吸内科有患者出院，随即就把患者转至呼吸内科，调整治疗方案。

现病史：患者12天前因外伤致左侧肋骨骨折，胸闷，胸痛，咳嗽，咳吐黄痰，可咳出。咳甚时胸痛加重，胸闷无咳血，翻身受限，于我院外科住院，给予保守治疗及抗生素等药物治疗后，痰较前略减少，胸痛较前减少，胸闷较前加重。

辅助检查：胸部+双肺CT与本院2016年1月17日片比较：①左侧第

5～11 肋骨骨折，断端对位情况大致同前；②左侧第 5～11 肋骨折断端后外侧软组织内较高密度灶，考虑出血，软组织损伤；③考虑双侧肺挫伤，双肺下叶病灶较前进展，左侧肺上叶病灶较前新出现；④左肺上叶高密度灶，大致同前，考虑陈旧性病变；⑤双侧胸腔积液（左侧为主）并左肺下叶部分肺组织膨胀不全，积液量较前增多，肺组织膨胀不全范围较前增大。

王希军老师查看患者后，认为现在虽然进入 2016 年的运气，但是患者的发病时间是 2015 年，当时太阴湿土司天，太阳寒水在泉，中运金运不及之年，患者 1955 年出生，结合患者的舌苔脉象，处方选用紫菀汤加减，治以清肺健脾止咳化痰，组成如下：

紫菀 15g，人参 10g，黄芪 20g，桑白皮 30g，白芷 10g，地骨皮 30g，炙甘草 9g，生姜 9g，大枣 10g，苦杏仁 10g，清半夏 12g，茯神 20g，制远志 10g。

患者中午服完一剂中药后，下午已经拔掉吸氧管了，胸闷明显减轻，逢人就说："中医太神了，我在外科住了那么长时间的院，几乎没有减轻，这才吃了一剂，就感觉好多了，中医太神了，太神了！"

在随后的治疗中，患者病情得到极大的控制和缓解，精神和睡眠都大有改善，情绪也稳定了很多。在以后的 CT 复查中，患者胸水量明显减少，病情明显减轻，于 2 月 7 日出院。

我于 2 月 10 日去患者家中探望，患者精神状况良好，饮食可，睡眠可。

这次的事情，让我感受到中医学的博大精深，中医独特的疗效和低廉的费用，让我感受到了中医的魅力。在何某的这一次车祸中，在西医面前证明了中医的实力和疗效。也让我这个中医人深深感到责任的重大，寒窗苦读学习的目的就是为了给我们的中医事业增砖添瓦，为人民健康事业贡献自己的力量。在疾病面前，好的治疗方案可以挽救一个人的生命，甚至挽救一个家庭。

俗话说，梅花香自苦寒来。在这个飘着雪的冬天，中医学给了我心底最温暖的呵护，照亮了我人生的方向，给我上了最为生动的一课，使我充满无穷的动力。我为自己是中医人而自豪！

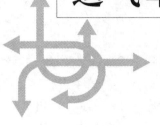

第二部分

运气单方临床应用

紫菀汤

病案 1

沙某，女。出生日期：1949 年 10 月。

首诊时间：2016 年 1 月 2 日。

主诉：咳嗽 30 年，加重 1 个月。现症：咯痰色黄，胸闷，大便不成形，舌质淡，脉沉细。

CT 示：左下肺炎。

紫菀 15g	苦杏仁 10g	姜半夏 12g	人参 10g
黄芪 20g	桑白皮 30g	地骨皮 30g	五味子 6g
炙甘草 9g	鱼腥草 30g	生姜 9g	大枣 10g

二诊：1 月 9 日。

咳嗽、胸闷、咯痰明显好转，痰仍多。上方加苏子 10g，继服。

三诊：1 月 19 日。

口干口苦，大便不成形，咯痰，腰酸，舌质淡，脉弦。

柴胡 30g	牡蛎 30g	黄芩 10g	桂枝 10g
干姜 9g	炙甘草 9g	苦杏仁 10g	制远志 12g
天花粉 15g			

共 5 剂。

四诊：2016 年 1 月 23 日。

口干口苦好转，视力模糊。上方加人参 10g，木瓜 30g。

按语：病若不是当年气，看与何年运气同。患者就诊时间是在 2016 年 1 月，仍在 2015 年的运气上，与患者 30 年前发病的 1985 年之年运一样，属于金运不及。患者发病既有该年气，也与当年气相同，以金运不及之年的运气方紫菀汤主之。二诊时患者咳嗽明显好转。三诊时患者出现了口苦口干，大便不成形的柴胡桂枝干姜汤证，是因为 2016 年的上半年是属于少阳相火司天之时，患者又出生在 1949 年的太阳寒水之时，1 月 19 日虽然还没有进入 2016 年的运气，但是在患者身上却表现出了相应的证候。

病案 2

李某，女。出生日期：1995 年 12 月 19 日。

首诊时间：2016 年 7 月 28 日。

主诉：脱发半年。现伴有虚汗，舌质淡，脉沉细。

蜜紫菀 15g	人参 10g	黄芪 20g	地骨皮 20g
桑白皮 30g	白芍 20g	炙甘草 12g	桔梗 10g
制远志 12g	薏苡仁 30g	杏仁 10g	

二诊：8 月 6 日。

脱发、虚汗明显好转。

三诊：11 月 16 日。

口气重 1 周。

党参 10g	黄芪 20g	当归 10g	炒白术 10g
苍术 20g	升麻 9g	葛根 10g	泽泻 20g
炒神曲 20g	麦冬 10g	五味子 9g	炙甘草 9g
醋青皮 12g	陈皮 12g	黄柏 2g	黄连 9g
炒枳实 12g			

共 7 剂。

按语：按照以往的经验治疗脱发，首先考虑患者血虚，或者血热，或者肾虚等等，不会考虑到金运不及的情况。患者出生于 1995 年，发病于 2016 年初，皆是金运不及之年。运气证治方"紫菀汤"载于陈无择《三因极一病证方论》，由紫菀、杏仁、人参、黄芪、桑白皮、地骨皮、杏仁、白芍、甘草、生姜、大枣组成。

王旭高认为，本方可用治"遇六乙年，从革之纪，岁金不及，炎火盛行，民病咳逆上气，身热咳衄，汗出，肩背臂痛。为水所复，则反头脑痛及于顶，发热口疮心痛"等症。

清代医家缪问解此方曰："凡岁金不及之年，补肺即当泻火，以折其炎上之势。若肺金自馁，火乘其敝，民病肩背痛，瞀重，鼽嚏，便血，注下，不救其根本可乎哉？盖肩背为云门中腑之会，肺脉所循，鼻为肺窍，肺伤则鼽嚏。肺与大肠为表里，气不下摄，则为便血、注下。脏病而腑亦病，此时唯有清火止泻一法，急补肺金，斯为得耳。紫菀苦温，下气和血，寒热咸治。桑皮甘寒，补血益气，吐血所需。而尤赖参、芪固无形之气，即以摄走泄之阴也。气交之火必潜伏金中，地骨皮甘平微苦，能泻肺中伏火，止其血之沸腾。又肺苦气上逆，泄之以杏仁之苦。肺欲收，敛之以白芍之酸。合之甘草补土生金，姜、枣调和营卫，缓诸药于至高之分，而参、芪得收指臂之功。为水所复，不用别药，盖补土可以生金，而实土即以御水也。"其对紫菀汤的证治分析，可谓恰如其分。

患者三诊时出现口气重，是在五之气太阳寒水加临阳明燥金之时，虽然是在五之气末，但是暑热之性还存于患者体内，此时李东垣的清暑益气汤还是可以一用的。

病案 3

张某，男。出生日期：1957 年 3 月 10 日。

首诊时间：2016 年 10 月 27 日。

主诉：咳嗽 1 年。现症：夜间 11 点咳嗽，舌质淡，苔微黄腻，脉沉细。

蜜紫菀 15g	人参 10g	黄芪 20g	苦杏仁 10g
地骨皮 20g	桑白皮 30g	白芍 20g	炙甘草 12g
制远志 12g	乌梅 30g	黄连 6g	

二诊：11 月 3 日。

咳嗽明显好转。上方继服 5 日。

按语：患者的发病时间是在 2015 年，我们首先考虑的是紫菀汤，但是还要结合当下的运气对患者的影响。2016 年为水运太过之年，10 月为下半年厥阴风木在泉，患者出生于 1957 年木运不及之年，3 月 10 日一之气太阴湿土加临厥阴风木，所以在紫菀汤的基础上加了黄连以燥湿，加乌梅以补厥阴，加远志以交通心肾。诸药合用，立竿见影。

备化汤

病案 1

周某，女。出生日期：1991 年 8 月。

首诊时间：2017 年 12 月 12 日。

主诉：四肢手指及足趾末梢间断性红肿疼痛 2 年。患者自 2015 年冬季，无明显原因出现四肢手指及足趾末梢间断性的红肿疼痛，在北京当地多家西医医院按照风湿免疫系统疾病检查了几个月，未明确诊断，特来寻求中医诊治。症见舌质淡，脉沉细。

熟附子 15g	茯苓 15g	干姜 9g	木瓜 20g
怀牛膝 15g	覆盆子 10g	天麻 15g	炙甘草 10g
生姜 10g	大枣 10g		

二诊：12 月 19 日。

患者述，服药第二天开始，感觉手指末端疼痛明显好转。

三诊：12 月 29 日。

患者服用上方后，症状已经缓解了 50%，继续服用半月症状消失。

按语：病若不是当年气，看与何年运气同。2015 年的 12 月逢双太阳寒水，太阳寒水在泉，六之气客气太阳寒水，所以当年冬天山东的气温出现了极端低温。患者适逢 1991 年的下半年太阳寒水在泉之时出生，受到了 2015 年的太阳寒水的侵袭而得病。而该年的运气方备化汤正适合了此时的病机，所以患者服用后症状明显得到了缓解。

病案 2

张某，男。出生日期：1955 年 10 月。

首诊时间：2015 年 8 月 5 日。

主诉：患者夜间盗汗 40 余年，每晚由于盗汗，要换 3 次被褥，严重影响休息。患者 1973 年夏天受凉后出现盗汗，至今有 40 余年的病史，中间服用六味地黄丸、知柏地黄丸、玉屏风颗粒等中成药，也看过诸多中医，治疗皆是以养阴敛汗为主，效果平平。舌质淡，有紫气，脉沉细弦。

附子 15g	茯苓 30g	木瓜 30g	覆盆子 10g
怀牛膝 15g	生地黄 30g	生姜 10g	炙甘草 10g
柴胡 10g	桔梗 10g	枳壳 12g	川芎 10g
当归 10g	桃仁 10g	红花 10g	赤芍 10g

三剂。

二诊：12 月 8 日。

患者服药当晚，盗汗明显减轻，服完 3 剂，盗汗消失 80% 左右。继服 1 周巩固疗效。

按语：患者 40 余年的病史，只服了 3 剂就有疗效。该患者是我学习五运六气以来治疗的第一例盗汗患者，出生于太阴湿土司天、太阳寒水在泉的 1955 年，就诊于同是太阴湿土司天、太阳寒水在泉的 2015 年，发病于太阴湿土司天、太阳寒水在泉的 1973 年。三个时间是巧合吗？不是的，这是有运气规律在里面的，运气对身体疾病的影响是长期的。患者出生于 1955 年的 10 月五之气阳明燥金加临阳明燥金，处方选用了乙未年的运气方备化汤加血府逐瘀汤，血府逐瘀汤具有降阳明的作用，我们在以后的病案中会有分析。其实在该患者的病机中我们抓住了两个点，一个是太阴，一个是少阳，只要把这两个点打通了，机体的津液运行就会畅通起来，地气才能上为云，天气才能下为雨。

病案 3

王某，男。出生日期：1967 年 11 月。

初诊：2017 年 11 月 29 日。

主诉：月经持续 20 天。上腹部胀满，小腹发冷 2 年。

熟附子 18g	炮姜 9g	茯苓 20g	天麻 24g
生地黄 20g	肉苁蓉 10g	木瓜 30g	牛膝 15g
炙甘草 9g	覆盆子 20g	干姜 9g	

五剂。

二诊：12 月 3 日。

月经恢复正常。

按语：患者出生于木运不及、太阳寒水在泉的 1967 年，发病于厥阴风木不足的 2017 年，五之气厥阴风木加临阳明燥金之际，容易出现血虚受寒的情况，寒凝胞宫。月经不停实际上是寒气外泄的一种表现形式，故以乙未年的运气方备化汤主之。

黄连茯苓汤

《素问·气交变大论篇》："岁水太过，寒气流行，邪害心火。民病身热烦心躁悸，阴厥上下中寒，谵妄心痛，寒气早至，上应辰星。甚则腹大胫肿，喘咳，寝汗出憎风，大雨至，埃雾朦郁，上应镇星。上临太阳，则雨冰雪霜不时降，湿气变物，病反腹满肠鸣，溏泄食不化，渴而妄冒，神门绝者死不治，上应荧惑、辰星。"

黄连茯苓汤为陈无择《三因极一病证方论》之方，为六丙年岁水太过，寒气流行，水胜土复所立之方。

清代医家缪问对其做了详解："岁水太过，寒气流行，邪害心火。此而不以辛热益心阳，何耶？按语：六丙之岁，太阳在上，泽无阳焰，火发待时。少阴在上，寒热凌犯，气争于中。少阳在上，炎火乃流。阴行阳化，皆寒盛火郁之会也。故病见身热，烦躁，谵妄，胫肿，腹满等症，种种俱水湿郁热见端。投以辛热，正速毙耳。丙为阳刚之水，故宗《内经》气寒气凉，治以寒凉立方，妙在不理心阳而专利水清热。以黄连之可升可降，寒能胜热者，平其上下之热。更以黄芩之可左可右，逐水湿清表里热者，泄其内外之邪。茯苓、半夏通利阳明。通草性轻专疗浮肿。车前色黑，功达水源。甘草为九土之精，实堤御水，使水不上凌于心，而心自安也。心为君主，义不受邪，仅以远志之辛，祛其谵妄，游刃有余。心脾道近，治以奇法也。但苦味皆从火化，恐燥则伤其娇脏，故佐以麦冬养液保金，且以麦冬合车前，可已湿痹，具见导水功能。土气来复，即借半夏之辛以疏土。实用药之妙，岂思议所可及哉。"缪问强调运气病机"寒盛火郁之会"，方义"专利水清热"。黄连茯苓汤之治少阴君火病机，不言自明。

病案 1

许某，女。出生日期：1979 年 8 月 5 日。

首诊时间：2016 年 9 月 17 日。

主诉：2012 年开始后背疼痛，伴有眩晕，恶寒，痔疮。现症：咳嗽 1 周，入眠困难，心烦，手足心发热，凌晨 4 点易醒，大便质黏，下午乏力，嗜睡。血压 90/60mmHg。

茯苓 20g	黄连 12g	车前子 20g	麦冬 20g
清半夏 12g	通草 12g	黄芩 10g	甘草 10g
制远志 12g	生姜 10g	大枣 10g	木瓜 30g
炒枳实 10g			

二诊：9 月 22 日。

诸症好转，痔疮加重，面部痤疮加重。四之气阳明燥金不降。上方加酒大黄 6g，继服 4 剂。

三诊：9 月 26 日。

痔疮好转，药后饥饿，大便 3 次 / 日，诸症好转，昨晚出现尿频。上方加白豆蔻 6g，共 5 剂。

四诊：10 月 1 日。

患者过食猪肉后诸症复发，原方继服。

五诊：10 月 11 日。

后背疼痛基本消失，血压 103/63mmHg，出现眩晕。上方加天麻 15g，善后调理。

按语：1979 年 8 月，太阴湿土在泉，8 月份四之气主气亦是太阴湿土，所以患者属于太阴湿土体质。2012 年太阳寒水司天，太阴湿土在泉，符合了患者的体质，诱发而为病。2016 年遇到寒水流行之年，同类以聚，引动水湿之邪，上扰心神，闭塞经络而病情加重。猪肉属于寒凉之品，因过食后加重病情。

病案 2

谢某，女。出生日期：1966 年 2 月 21 日。.

首诊时间：2017 年 1 月 19 日。

主诉：虚汗大半年加重 10 天。现症：白带多，白天尿频，晨起眼睑、下肢浮肿，足小趾灰指甲，足蹬趾毛际处疼痛，眩晕，晨起口苦口干，舌质淡，苔白腻。

茯苓 20g	黄连 12g	车前子 20g	麦冬 10g
姜半夏 10g	通草 10g	黄芩 10g	甘草 9g
制远志 12g	生姜 10g	大枣 10g	吴茱萸 6g

二诊：1 月 24 日。

虚汗、多梦、足疼痛好转，受凉后白带多。

上方加细辛 6g，附子 12g。

三诊：4 月 22 日。

白带多 4 天，腰痛，小腹不适，晨起眼睑浮肿，头痛，多梦，胃怕凉。

茯苓 15g	黄连 6g	盐车前子 15g	炒白术 15g
清半夏 15g	炒苍术 30g	通草 6g	吴茱萸 6g
炙甘草 6g	制远志 6g	细辛 6g	砂仁 6g

按语：患者的就诊时间是在 2017 年 1 月 19 日，大寒交节气之前，发病时间是在水运太过的 2016 年，而患者也是出生在水运太过的 1966 年，水邪为患不足为奇，关键是足小趾灰趾甲、足蹞趾毛际处疼痛如何解释。足小趾是足少阴肾经起始之处，而 1966 年的上半年是少阴君火司天之时，足蹞趾毛际处是足厥阴肝经的起始之穴大敦穴，2016 年又是少阳相火司天，厥阴风木在泉之年，大敦穴自然也就成了患者的薄弱之处。

患者三诊是主诉是白带多，从诸症上看还是水湿为患，患者的发病是在 2017 年的少阳相火二之气上，相火在上，出生于 1966 年的 2 月份，为一之气太阳寒水加临厥阴风木之际，则下焦容易出现虚寒，阳不化湿为患，故用完带汤加减以化湿止带。

病案 3

张某，男。出生日期：1980 年 6 月 10 日。

首诊时间：2016 年 10 月 29 日。

主诉：乙肝病史，近日转氨酶异常升高，谷丙转氨酶 681U/L，谷草转氨酶 359U/L，大便质黏，舌质红，苔黄腻，脉滑。患者素吃肉、海鲜较多。

茯苓 20g	黄连 12g	车前子 20g	麦冬 20g
清半夏 12g	通草 10g	黄芩 10g	甘草 12g
制远志 12g	生姜 10g	大枣 10g	茵陈 20g
木瓜 30g			

二诊：11 月 5 日。

服药 6 天复查：谷丙转氨酶 440U/L，谷草转氨酶 219U/L，原方继服 10 剂。

三诊：2017 年 4 月。

患者 2016 年服药后肝功能正常。刻下主诉：下肢沉重 2 个月，足底疼痛 1年，多梦，大便质黏，舌苔黄腻，左关脉滑无力。

茯苓 20g	黄连 12g	车前子 20g	麦冬 20g
清半夏 12g	通草 10g	黄芩 10g	甘草 12g
制远志 12g	生姜 10g	大枣 10g	木瓜 30g
乌梅 20g	鹿角霜 20g		

按语：患者的生活方式改变了其体质的偏向，素吃肉、海鲜的习惯加重了体内湿气。适逢 2016 年的水运太过，而 1980 年的 6 月正是少阳相火司天之时，同时也是少阳相火加临少阳相火之时，湿气蕴结在少阳相火为患。黄连茯苓汤加茵陈、木瓜以增强其清肝胆湿热的作用。

2017 年 4 月患者三诊，以下肢沉重 2 个月足底疼痛 1 年为主诉，从其舌苔脉象上看，其湿气还是存在的，而 2017 年的厥阴风木不足之象也已经显现，还是以去年的运气方黄连茯苓汤加木瓜、乌梅、鹿角霜，取苁蓉牛膝汤之意，以养厥阴。

病案 4

李某，女。出生日期：1992 年 6 月。

首诊时间：2016 年 8 月 5 日。

主诉：2009 年开始出现便秘，大便质黏，伴嗜睡、多梦 1 周，素痛经，心烦，面部痤疮，舌苔黄腻，脉滑。

茯苓 20g	黄连 12g	车前子 20g	麦冬 20g
清半夏 12g	通草 10g	黄芩 10g	炙甘草 9g
制远志 10g	连翘 30g	木瓜 30g	生姜 10g
大枣 10g			

二诊：2016 年 8 月 13 日。

便秘明显好转，多梦亦好转。

按语：张子和《儒门事亲·运气歌》说："病如不是当年气，看与何年运气同，只向某年求治法，方知都在至真中。" 2009 年太阴湿土司天，太阳寒水在泉，患者大便质黏、便秘发作，2016 年水运太过，水湿蕴结大肠而为病。

病案 5

李某，女。出生日期：1972 年 2 月 13 日。

首诊时间：2016 年 9 月 17 日。

主诉：手足心发热、身体干燥半月，伴有身体干燥，心烦，入眠困难，舌苔黄腻，脉濡。

茯苓 20g	黄连 12g	车前子 20g	麦冬 20g
清半夏 12g	通草 10g	黄芩 10g	甘草 9g
制远志 12g	生姜 10g	大枣 10g	

二诊：9 月 29 日。

手足心发热，身体干燥，心烦失眠明显好转，大便秘结。上方加木香 10g，大黄 6g，五剂后症状消失。

按语：病机水运太过，湿邪流注四末，邪害心火而为病。1972 年 2 月一之气太阳寒水，上半年少阴君火司天，虽然 2016 年水运太过，但是 2017 年 9 月属于四之气阳明燥金加临太阴湿土，湿热互结，热为主，所以服用黄连茯苓汤后诸多症状改善，但是出现了便秘的情况，故二诊时加大黄以降阳明。

病案 6

郑某，男。出生日期：1979 年 1 月 4 日。

首诊时间：2016 年 12 月 21 日。

主诉：乏力，肌肉酸痛 4 年余。现症：血钾低，口气重，口唇肌肉跳动，嗜睡，大便不成形，舌苔黄腻，脉滑。

茯苓 20g	黄连 10g	车前子 20g	麦冬 20g
清半夏 12g	通草 10g	黄芩 10g	甘草 9g
制远志 12g	生姜 9g	大枣 10g	薏苡仁 30g
天麻 15g			

二诊 12 月 29 日。

诸症好转，出现小腹下坠感。上方加防风 12g。

按语：1978 年属于少阴君火司天、阳明燥金在泉之年，虽然 1979 年 1 月 4 日没有交节气，但是运气中已经透露出 1979 年的太阴湿土司天之性。患者 2012 年太阳寒水之年发病，遇六丙之年，水运太过而加重病情。

病案 7

梁某，男。出生日期：1966 年 4 月。

首诊时间：2016 年 9 月 10 日。

主诉：咳嗽 2 周，咯痰色白，睡眠质量差，咽干，舌苔黄腻，脉滑。

茯苓 20g	黄连 10g	车前子 20g	麦冬 20g
清半夏 12g	通草 10g	黄芩 10g	甘草 9g
制远志 10g	生姜 10g	大枣 10g	

共 5 剂。

二诊：9 月 15 日。

咳嗽、睡眠基本痊愈。

按语：1966 年以及 2016 年皆是水运太过之年，水运太过，邪害心火，火克肺金，肺失宣降，故咳嗽。选用该年的运气方黄连茯苓汤，5 剂后患者病情基本痊愈。

病案 8

周某，女。出生日期：1993 年 10 月。

首诊时间：2016 年 1 月 27 日。

主诉：咳嗽 1 周，伴有手心出汗多年，舌苔黄腻，脉濡。

茯苓 20g	黄连 12g	车前子 20g	麦冬 20g
清半夏 12g	通草 10g	黄芩 10g	甘草 9g
制远志 2g	生姜 6g	大枣 10g	

二诊：2017 年 1 月 4 日。

咳嗽、手心出汗明显好转。

按语：2016 年寒水流行，邪害心火，火克肺金，肺失宣降，故咳嗽。患者 1993 年 10 月出生，属于少阴君火在泉，五之气厥阴风木偏旺之人，风火相煽，迫津外泄，故手心出汗。

病案 9

于某，女。出生日期：1972 年 3 月 22 日。

首诊时间：2016 年 8 月 17 日。

主诉：虚汗、鼻塞 3 个月。伴有大便质黏，乏力，心烦，舌苔黄腻，脉濡。

茯苓 20g	黄连 10g	车前子 20g	麦冬 20g
清半夏 12g	通草 10g	黄芩 10g	甘草 9g
制远志 12g	生姜 10g	大枣 10g	

二诊：2016 年 8 月 24 日。

虚汗、鼻塞明显好转，有时心慌，上方加西洋参 10g。

三诊：9 月 6 日。

仍有时鼻塞。加藿香 10g。

按语：1972 年 3 月一之气客气太阳寒水，上半年少阴君火司天，患者体质属于寒热夹杂，遇六丙之年，水邪泛滥，阳加于阴谓之汗。《素问·五脏别论篇》云："心肺有病而鼻为之不利。"1972 年少阴君火司天，患者的"虚"在心之少阴，故水邪泛滥扰心，鼻窍失阳气布散而为病。

病案 10

任某，女。出生日期：1934 年 7 月 20 日。

首诊时间：2016 年 9 月 5 日。

主诉：2009 年出现上腹部疼痛不适，伴有大便不成形，至今 8 年。舌质淡，苔白腻，脉濡。

茯苓 20g	黄连 10g	车前子 20g	麦冬 10g
清半夏 12g	通草 10g	黄芩 10g	甘草 10g
制远志 10g	生姜 10g	大枣 10g	

二诊：9 月 8 日。

诸症好转，上方继服 5 剂。

三诊：9 月 13 日。

食苹果后腹痛、腹泻 1 天。上方加吴茱萸 6g 后痊愈。

按语：2009 年太阴湿土司天，太阳寒水在泉，1934 年太阳寒水司天，太阴湿土在泉，患者属于寒水湿土体质，2016 年水运太过，扰动水湿，蕴结胃肠发病。患者本身属于太阳寒水体质，食用性凉的苹果后腹泻加重。

病案 11

李某，男。出生日期：1951 年 12 月 16 日。

首诊时间：2016 年 9 月 16 日。

主诉：夜间 2 ～ 3 点胸闷半年，服救心丸后好转。大便质黏，心烦，舌苔黄腻，脉滑，身体瘙痒，中度脂肪肝。

茯苓 20g	黄连 12g	车前子 20g	麦冬 20g
清半夏 12g	通草 10g	黄芩 10g	甘草 9g
制远志 10g	生姜 10g	大枣 10g	白鲜皮 30g

共 6 剂。

二诊：9 月 22 日。

近三天夜间无胸闷，经常头痛。上方加天麻 15g，继服 1 周巩固疗效。

按语：患者出生在 1951 年 12 月，少阴君火在泉之时，少阴心经是患者的虚之所在。2016 年水运太过，寒水流行，邪害心火，出现胸闷心烦的症状。夜间 2 ～ 3 点是厥阴病，亦是少阴病欲解时，2016 年亦是少阳相火司天，厥阴风木在泉之年，患者病位在心，出现厥阴病欲解时，是母病及子之表现，病情较重。

病案 12

赵某，女。出生日期：1964 年 10 月 28 日。

首诊时间：2017 年 1 月 14 日。

主诉：胸闷 3 个月。胸闷，餐后加重，大便质黏，耳鸣，舌质淡，舌苔黄腻，脉细滑。冠心病病史 10 年余。

茯苓 20g	黄连 10g	车前子 20g	麦冬 15g
清半夏 12g	通草 10g	黄芩 10g	甘草 9g
制远志 12g	生姜 9g	大枣 10g	炒枳实 10g
薤白 20g	厚朴 12g		

二诊：2 月 25 日。

胸闷诸症好转，出现肠鸣音。上方加桂枝 10g。

三诊：3 月 31 日。

眼睛发热，咽干。

茯苓 20g	黄连 12g	车前子 10g	清半夏 12g
通草 10g	黄芩 10g	甘草 9g	制远志 12g
生姜 6g	黄柏 12g	炒枳实 12g	天麻 15g
菊花 15g			

四诊：4 月 29 日。

无胸闷，肠鸣、耳鸣诸症明显好转。上方继服巩固疗效。

按语：患者出生于太阴湿土在泉的 1964 年的五之气，少阴君火加临阳明燥金，太阴湿土蕴结在少阴君火上，患者应该有冠状动脉粥样硬化病史。而初诊时的胸闷考虑可能是冠心病发作。就诊时是在 2017 年的 1 月 14 日，大寒还没有交节气，仍属于 2016 年的水运太过之年，寒水流行，邪害心火，故选用该年的运气方黄连茯苓汤加枳实薤白桂枝汤加减，毕竟 1964 年的寒湿之气对身体影响还是比较大的。

二诊时胸闷症状好转，但是在初诊时，枳实薤白桂枝汤去掉了桂枝，以致患者服药后出现了肠鸣，考虑到寒性药物伤及阳气，水不运化内停成饮，所以二诊时加用桂枝。

三诊时眼睛发热，咽干。此时已经进入少阳相火的二之气，所以加菊花以清肝火，加黄柏以泻相火。

病案 13

向某，女。出生日期：1956 年 12 月。

首诊时间：2016 年 9 月 22 日。

主诉：胸闷 1 个月。伴有咽痛，咯痰难，恶心、咽干、便秘，舌质红，苔微黄，脉濡。

茯苓 20g	黄连 9g	车前子 20g	麦冬 20g
清半夏 10g	酒大黄 9g	黄芩 10g	炙甘草 10g
生姜 10g	大枣 10g	通草 10g	制远志 10g

共 3 剂。

二诊：9 月 27 日。

胸闷、咽痛好转，便秘好转，仍咽干，鼻子发酸，鼻涕色黄，尿频。上方加滑石 20g、淡竹叶 12g。

按语：1956 年遇到 2016 年，水运太过，三焦被水邪所困，阴乘阳位，上焦胸阳不振，中焦脾胃不运，下焦气机不通，总之水邪为患，黄连茯苓汤加酒大黄以泻利阳明腑中之热结，推陈出新。

病案 14

蒋某，女。出生日期：1985 年 9 月 25 日。

首诊时间：2016 年 10 月 5 日。

主诉：胸闷眩晕 1 个半月，伴有牙痛。大便质黏，舌苔黄腻，脉滑。

茯苓 20g	黄连 12g	车前子 20g	麦冬 20g
清半夏 12g	通草 12g	黄芩 10g	甘草 10g
制远志 10g	生姜 10g	大枣 10g	天麻 12g
细辛 6g			

共 3 剂。

二诊：10 月 7 日。

胸闷眩晕好转，夜间 11 点至 11 点半易醒，伴有反酸，咽部异物感。

人参 10g	黄连 12g	厚朴 15g	麦冬 10g
清半夏 12g	威灵仙 10g	黄芩 10g	炙甘草 10g
制远志 12g	生姜 0g	大枣 10g	天麻 12g
细辛 6g			

三诊：10 月 15 日。

眩晕好转，夜间无易醒，无反酸，咽部异物感好转。上方继服。

按语：2016 年寒水太过，上犯心胸，痹阻胸阳，出现胸闷；寒邪上犯牙齿，出现牙痛。该年的运气方黄连茯苓汤主之。方中加细辛以散寒邪，加天麻潜阳、去湿。二诊时患者胸闷眩晕明显好转，出现了夜间 11 点后易醒、反酸的症状，属太阴病欲解时的情况，所以在运气方的基础上加了人参以补太阴之气，加厚朴以醒太阴之气。

病案 15

张某，男。出生日期：1984 年 2 月。

首诊时间：2016 年 10 月 5 日。

主诉：出虚汗 3 个月，夜间加重。打鼾，口气重，大便不成形，舌质淡，苔腻，脉濡。

茯苓 20g	黄连 10g	车前子 20g	麦冬 10g
清半夏 12g	通草 10g	黄芩 10g	甘草 10g
制远志 10g	生姜 10g	大枣 10g	胆南星 10g
天麻 15g			

二诊：10 月 13 日。

虚汗基本消失，上方继服 1 周，痊愈。

按语：《素问·气交变大论篇》："岁水太过，寒气流行，邪害心火……喘咳，寝汗出憎风。"《素问·阴阳别论篇》说："阳加于阴谓之汗。"患者出生于 1984 年 2 月份，少阴君火司天，一之气太阳寒水加临厥阴风木。逢 2016 年水运太过，心火扰动津液而为汗，黄连茯苓汤主之。

病案 16

杜某，男。出生日期：1963 年 6 月 22 日。

首诊时间：2016 年 10 月 1 日。

主诉：尿频 1 年余。现症：清晨 4～5 点易醒，足跟疼痛，大便质黏。舌质淡，苔微黄腻，脉滑。服用各种抗生素无效。

茯苓 20g	黄连 9g	车前子 20g	麦冬 10g
清半夏 12g	通草 10g	黄芩 10g	甘草 9g
制远志 10g	生姜 9g	淡竹叶 9g	竹茹 9g
滑石 20g	豆蔻 9g	黄柏 15g	

共 5 剂。

二诊：10 月 8 日。

尿频、足跟疼痛好转，凌晨 4～5 点仍易醒，会阴有坠胀感。

上方加龙胆 6g，泽泻 12g，滑石 20g，川木通 6g，柴胡 12g。

三诊：10 月 15 日。

尿频、晨起易醒、足跟疼痛皆有好转。大便质黏，会阴部下坠不适，脉弦滑。上方继服 10 天，诸症好转。

按语：患者发病是在 2015 年的乙未年，太阴湿土司天，太阳寒水在泉。2016 年的水运太过之年症状仍旧没有缓解。从舌苔脉象上看，尿频属于水湿为患，膀胱气化功能失司，以该年的运气方黄连茯苓汤加三仁汤加减。

服药五剂，二诊的时候尿频就明显好转，只是患者仍然凌晨 4～5 点易醒，而此时属于少阳病欲解时，湿邪蕴结少阳，所以加龙胆泻肝汤加减。三诊时晨起 4～5 点易醒好转。

病案 17

孙某，男。出生日期：1982 年 11 月 23 日。

首诊时间：2017 年 5 月 31 日。

主诉：腹泻 4 个月，伴有虚汗。血甘油三酯 10.5mmol/L，谷氨酰转肽酶 102mmol/L。

茯苓 20g	黄连 12g	车前子 20g	清半夏 12g
通草 12g	黄芩 10g	炙甘草 9g	制远志 10g
生姜 9g	大枣 10g	茵陈 20g	

共 7 剂。

二诊：6 月 7 日。

患者腹泻、虚汗好转，上方加茵陈 20g，荷叶 10g。

三诊：6 月 14 日。

患者复查甘油三酯结果为 3.9mmol/L。

按语：患者出生于 1982 年 11 月，太阴湿土在泉之时，发病是在 2017 年的一之气亦是太阴湿土加临厥阴风木之时，此时如果照搬 2016 年的运气方就有点死板了，患者腹泻说明体内还是湿气为主，总之以清利湿热为主即可。

患者三诊的时候复查血脂，甘油三酯已经显著下降，由初诊时的 10.5mmol/L 下降至 3.9mmol/L，比起某些降血脂的西药效果还快。

病案 18

王某，女。出生日期：1966 年 11 月 9 日。

首诊时间：2016 年 11 月 7 日。

主诉：乳房疼痛 2 个月。大便质黏不成形，舌质淡，苔微黄腻，脉濡。

茯苓 20g	黄连 12g	车前子 15g	麦冬 20g
清半夏 12g	通草 10g	黄芩 10g	甘草 9g
制远志 10g	生姜 10g	大枣 10g	炒枳实 10g
丝瓜络 10g			

二诊：2017 年 2 月 28 日。

患者去年服药后胸痛乳房疼痛好转。现症见下肢乏力，心烦虚汗，夜间

2～3点易醒。颈椎疼痛1个月。

清半夏10g	黄连10g	麦冬10g	炒枳实12g
竹茹12g	甘草9g	牡蛎30g	茯神20g
通草9g	黄芩10g	天麻15g	远志10g

三诊：3月8日。

诸症明显好转，上方继服。

按语：1966年出生的患者遇到2016年的水运太过，水邪蕴结在胸部，故出现胸痛。结合舌苔脉象，以黄连茯苓汤加减。

二诊：到了2017年的一之气，太阴湿土加临厥阴风木，而1966年的11月9日又是五之气少阳相火加临阳明燥金之时，湿热之邪蕴结少阳之位，选用黄连温胆汤还是比较对证的。

病案 19

徐某，女。出生日期：1991年8月。

首诊时间：2016年11月19日。

主诉：咳嗽10天。咳嗽、咯痰色黄，鼻塞，舌苔黄腻，脉滑。

茯苓20g	黄连9g	车前子20g	麦冬20g
清半夏12g	通草10g	黄芩10g	甘草9g
制远志10g	生姜10g	大枣10g	炒枳实12g
百部30g			

共5剂。

二诊：11月24日。

咳嗽明显好转。患者原有痛经6年，月经色黑量少，现明显好转。上方加乌梅40g，继服。

按语：患者出生于1991年的8月份，太阳寒水在泉之时，四之气少阳相火加临太阴湿土，总之，患者属于水湿体质。遇到2016年的水运太过之年，寒水流行，邪害心火，火克肺金，肺失宣降，故咳嗽，黄连茯苓汤可以解决。寒水阻滞了胞宫，寒性凝滞，痛则不通，故患者多年痛经，今寒水化去，胞宫阳气得以舒展，痛经得到缓解，月经不调亦得到改善。

病案 20

郭某。出生日期：2006年10月。

首诊时间：2016年11月18日。

主诉：咳嗽2年。西医检查原因不明。咳嗽无痰，舌苔微黄腻，右脉濡，左关脉沉细。

茯苓 10g	黄连 5g	车前子 10g	麦冬 10g
姜半夏 7g	通草 7g	黄芩 6g	甘草 6g
制远志 6g	生姜 3g	乌梅 20g	大枣 7g
龙胆 3g			

二诊：11 月 26 日。

服药 2 天后夜间咳嗽明显好转。11 月 10 日夜间发作中耳炎。

茯苓 10g	黄连 5g	车前子 10g	麦冬 10g
姜半夏 7g	通草 7g	黄芩 6g	甘草 6g
制远志 6g	生姜 3g	乌梅 20g	大枣 7g
龙胆 3g			

三诊：12 月 3 日。

咳嗽基本痊愈。

按语：患者咳嗽了两年，西医检查了多次，未查出原因。患者出生于 2006 年，就诊时 2016 年，皆是水运太过，黄连茯苓汤搬过来应该效果不错，但是患者左关脉沉细，说明患者还有厥阴不足的情况，2016 年的下半年亦是厥阴风木在泉，厥阴风木不足，湿气也易于停留肝胆二经，加龙胆以泻少阳之水湿。患者二诊自述，在初诊之前也得过中耳炎，更加印证了肝经湿气停留的情况。

病案 21

张某，女。出生日期：1989 年 10 月 21 日。

首诊时间：2016 年 11 月 19 日。

主诉：出虚汗近 1 年。大便不成形，多梦，脉濡，舌苔黄腻。

清半夏 12g	黄连 12g	陈皮 10g	炒枳实 10g
竹茹 10g	甘草 9g	牡蛎 30g	茯神 20g
车前子 20g	通草 12g	黄芩 10g	制远志 12g

二诊：12 月 26 日。

虚汗明显好转，膝关节疼痛。上方加木瓜 30g，牛膝 20g。

按语：患者出生于 1989 年的 10 月份，少阳相火在泉，太阴湿土加临阳明燥金，湿邪蕴藉少阳相火。2016 年是水运太过之年，所以选用该年的运气方黄连茯苓汤加黄连温胆汤化裁。在教材《中医内科学》汗证中，关于湿热内蕴所致的汗证选用的是龙胆泻肝汤治疗。说明只要我们分析对了病机，对"证"开方，"条条大路通罗马"。

病案 22

马某，男。出生日期：2011 年 7 月 17 日。

首诊时间：2016 年 11 月 28 日。

主诉：咳嗽 2 个月。晨起 4～5 点咳嗽伴有气喘，舌质淡，苔黄腻，脉滑。

茯苓 6g	黄连 3g	车前子 8g	麦冬 8g
清半夏 5g	通草 5g	黄芩 4g	炙甘草 3g
制远志 3g	射干 5g	生姜 3g	大枣 5g

二诊：12 月 3 日。

咳嗽明显好转。上方加太子参 12g。

共 7 剂。

三诊：12 月 11 日。

夜间无胸闷咳嗽，多在下午 5 点咳嗽。

茯苓 6g	黄连 3g	车前子 8g	麦冬 10g
清半夏 5g	通草 5g	黄芩 6g	炙甘草 3g
制远志 3g	射干 5g	生姜 3g	蝉蜕 8g
太子参 12g	僵蚕 6g	钩藤 10g	

共 5 剂。

四诊：12 月 16 日。

咳嗽痊愈。

按语：患儿出生于 2011 年 7 月 17 日，虽然此时的运气特点是阳明燥金司天，但是已经接近四之气，太阳寒水加临太阴湿土。所以患儿遇到 2016 年的太过之水，水克心火，火克肺金，而出现咳嗽，心火旺盛，子病犯母，故晨起 4～5 点少阳病欲解时出现气喘，以黄连茯苓汤加减。

三诊下午 5 点咳嗽加重，下午 5 点为阳明病欲解时，加重黄芩用量，再加蝉衣、僵蚕取升降散之意。

病案 23

朱某，男。出生日期：1993 年 11 月 27 日。

首诊时间：2017 年 2 月 11 日。

主诉：面部及身体水痘 3 天，伴有咽痛，舌质红，苔黄腻，脉滑。

清半夏 12g	茯苓 20g	黄芩 20g	黄连 12g
车前子 20g	通草 12g	麦冬 10g	连翘 30g
制远志 12g	薏苡仁 30g	生姜 9g	

共 5 剂。

二诊：2月15日。

服药第三天，诸症明显好转，上方继服。

按语：2017年的一之气太阴湿土加临厥阴风木，湿气较重，2016年的太过之水还没有退位，湿邪为患，故仍用去年的运气方黄连茯苓汤加减。

病案 24

王某，男。出生日期：1968年8月19日。

首诊时间：2016年11月26日。

主诉：咽痛5年。2011年11月甲状腺囊肿术后出现咽痛，咽干，便质黏。

茯苓 20g	黄连 12g	车前子 20g	麦冬 20g
清半夏 12g	通草 10g	黄芩 10g	甘草 10g
制远志 12g	生姜 9g	大枣 10g	

二诊：12月7日。

咽痛、咽干明显好转。上方继服1周后咽痛痊愈。

按语：《疮疡经验全书·卷一》云："胃经受热，胃气通于喉咙，故患喉痛。"脾与胃互为表里，足太阴脾经络于胃，上挟咽喉，故咽喉与脾也有密切关系。《太平圣惠方，卷三十五》云："脾胃有热，则热气上冲，致咽喉肿痛。"由于脾胃疾病多反映于咽喉，故有"喉咽者，脾胃之候也"的说法。该患者咽痛已经有5年之久，显然不是外感所致，患者出生于1968年的阳明燥金加临太阴湿土的四之气，2016年的水湿之气过旺，蕴结在咽喉，形成喉痹，故以黄连茯苓汤主之。

病案 25

张某，女。出生日期：1987年10月23日。

首诊时间：2016年7月19日。

主诉：口唇肿半年。口内疱疹，舌苔黄腻，脉濡。

茯苓 20g	黄连 12g	制远志 15g	车前子 15g
麦冬 20g	清半夏 12g	黄芩 10g	通草 12g
甘草 9g			

二诊：7月26日。

诸症明显好转。

按语：患者的出生日期虽然没有明显的水湿情况，但是2016年的运气对她的影响还是很大的，所以选用了该年的运气方黄连茯苓汤治疗，效如桴鼓。

病案 26

马某，女。出生日期：1969 年 9 月 6 日。

首诊时间：2016 年 8 月 27 日。

主诉：身体瘙痒 20 天。近 10 天来夜间 2～3 点易醒。舌质淡，苔微黄腻，脉沉细。

茯苓 20g	黄连 12g	车前子 20g	麦冬 20g
清半夏 12g	通草 12g	黄芩 10g	甘草 9g
制远志 12g	生姜 10g	大枣 10g	郁金 20g
白鲜皮 20g	蛇床子 20g		

共 5 剂。

二诊：8 月 31 日。

痊愈，继服 3 天巩固疗效。

按语：患者出生于 1969 年的 9 月份，属于少阴君火在泉，四之气太阳寒水加临太阴湿土之时。2016 年的太过之水上犯心肺，夜间 2～3 点亦是少阴病欲解时，肺开窍于皮毛，所以出现身体瘙痒，夜间 2～3 点易醒。以该年的运气方黄连茯苓汤加减治疗，5 剂痊愈。

病案 27

叶某，男。出生日期：1995 年 10 月 19 日。

首诊时间：2017 年 1 月 19 日。

主诉：心烦、心慌，自闭症多年。现症：入眠困难，脱发，糖尿病，空腹血糖 11.0mmol/L，声音高亢。舌苔黄腻，脉滑。

清半夏 12g	黄连 14g	黄芩 10g	炒枳实 15g
竹茹 10g	甘草 9g	牡蛎 30g	茯神 20g
麦冬 20g	通草 12g	车前子 20g	制远志 12g

二诊：2 月 9 日。

诸症好转，血糖也降至 7.0mmol/L，较皮下注射胰岛素降血糖效果更明显，有时出现嗝气。上方加代赭石 30g。

三诊：2 月 15 日。

血糖进一步降至 5.0mmol/L，病情稳定。上方继服。

按语：患者出生于 1995 年，少阳相火在泉，为五之气太阴湿土加临阳明燥金之时，而就诊时还处于 2016 年的水运太过之时，太过之水蕴结在少阳之上，邪害心火，出现心烦，失眠等症状，组方黄连茯苓汤加温胆汤加减治疗，疗效显著。可喜的是患者的多年控制不好的高血糖也有所好转。

病案 28

徐某，女。出生日期：1968 年 4 月 4 日。

首诊时间：2016 年 12 月 15 日。

主诉：失眠 3 年，加重 1 年。现症：入眠困难，夜间 2～3 点易醒，大便质黏，手脚发凉，恶寒，舌苔黄腻，脉滑。

清半夏 12g	黄连 9g	陈皮 10g	炒枳实 10g
竹茹 10g	甘草 9g	牡蛎 30g	茯神 20g
车前子 20g	麦冬 10g	通草 9g	制远志 12g
黄芩 10g			

二诊：12 月 20 日。

失眠无明显改善，右脉滑，左脉沉细。上方加酸枣仁 20g。

三诊：12 月 29 日。

失眠明显改善，上方继服。

按语：1968 年 4 月，少阳相火司天，二之气太阴湿土加临少阴君火，2016 年 12 月，水运太过之年，六之气厥阴风木在泉。初诊时只考虑到舌苔黄腻，右脉滑的情况，按照传统经验认为黄连温胆汤加该年的运气方即可，实际上无效。二诊时再仔细诊脉，左关脉是沉细的，说明还有厥阴风木不足的运气成分，六之气也说明这一点，所以在原方基础上加酸枣仁 20g，获效。

病案 29

边某，男。出生日期：1946 年 9 月 21 日。

首诊时间：2017 年 1 月 30 日。

主诉：咳嗽胸闷大半年，胸部 CT 诊断为间质性肺炎。舌质紫，舌苔黄腻，脉滑。

茯苓 20g	黄连 10g	车前子 20g	麦冬 20g
清半夏 12g	通草 10g	黄芩 10g	炙甘草 9g
制远志 10g	生姜 6g	大枣 10g	炒枳实 10g
赤芍 10g	丹参 30g		

共 7 剂。

二诊：2 月 14 日。

咳嗽、胸闷明显好转，偶尔心慌，上方继服。

三诊：3 月 25 日。

偶尔咳嗽。前后服药 2 个月，半年后电话随访病情稳定。

按语：患者发病在水运太过的 2016 年，而患者出生也是在水运太过之年，治疗上选用了该年的运气方加赤芍、丹参。从舌质上看考虑有瘀血，从运气上看1946 年 9 月 21 日，进入五之气少阴君火加临阳明燥金，间质性肺炎进一步发展也会影响到心脏功能，故加赤芍、丹参体现治未病之意。

病案 30

李某，女。出生日期：1986 年 11 月 11 日。

首诊时间：2016 年 12 月 5 日。

主诉：便秘多年，乏力，心烦，面部色斑，胃怕凉，恶心，烧心，舌质淡，苔微黄腻，脉濡。

麦冬 20g	清半夏 12g	通草 10g	黄连 10g
黄芩 10g	炙甘草 9g	制远志 10g	生姜 10g
大枣 10g	炒枳实 10g	浙贝母 10g	

共 5 剂，水煎服。

二诊：12 月 15 日。

便秘明显好转，恶心、烧心好转，继服半月。

按语：按照《中医内科学》教材上治疗便秘的思路，主要从虚实寒热、气血阴阳不足入手。但在治疗该患者时，抛开了传统的思路，按照运气思维去辨证，很快解决了问题。1986 年、2016 年皆是水运太过之年，水邪蕴结大肠，影响大肠的气机传导之功能，只要祛除水邪，阳气就会运行无阻，大肠的传导功能就会恢复正常。

病案 31

焦某，男。出生日期：1967 年 7 月。

首诊时间：2016 年 10 月 1 日。

主诉：晨起后头部出汗 4 年余，心慌、心脏早搏 3 天。舌苔黄腻，脉滑。

茯苓 20g	黄连 12g	车前子 20g	麦冬 20g
清半夏 12g	通草 10g	黄芩 10g	炙甘草 10g
制远志 12g	生姜 9g	大枣 10g	薤白 20g

共 5 剂。

二诊：10 月 4 日。

心慌、盗汗好转，舌苔仍然黄腻。去燥热之性的薤白。

三诊：12 月 11 日。

晨起头部出汗症状基本痊愈。

按语：1967 年的 7 月处于太阴湿土较旺的时刻，遇到 2016 年的太过之水，阳加于阴谓之汗，头为诸阳之汇，故晨起头汗多；考虑湿热旺盛，迫津外泄，湿热扰心，故出现心慌。以该年的运气方黄连茯苓汤主之。

病案 32

赵某，男。出生日期：1990 年 3 月 14 日。

首诊时间：2016 年 12 月 6 日。

主诉：脱发 3 个月。舌苔黄腻，大便质黏，脉滑。

茯苓 20g	黄连 10g	车前子 20g	麦冬 10g
清半夏 12g	通草 10g	黄芩 10g	炙甘草 9g
制远志 10g	生姜 10g	大枣 10g	升麻 9g

共 7 剂。

二诊：12 月 11 日。

脱发明显好转，原方继服。

按语：患者的脱发属于西医的脂溢性脱发，西医治疗起来比较缓慢。但是患者只服用中药 1 周，脱发就明显改善了，不得不佩服我们的运气思想。治以该年的运气方黄连茯苓汤，加升麻以引诸药上行。

病案 33

张某，男。出生日期：1980 年 6 月 10 日。

首诊时间：2016 年 10 月 29 日。

主诉：乙型肝炎，转氨酶异常，谷丙转氨酶 681U/L，谷草转氨酶 359U/L，大便质黏，舌苔黄腻，脉滑。素饮酒。

茯苓 20g	黄连 10g	车前子 20g	麦冬 20g
清半夏 12g	通草 10g	黄芩 10g	炙甘草 10g
制远志 12g	生姜 10g	大枣 10g	茵陈 20g
木瓜 30g			

二诊：11 月 5 日。

谷丙转氨酶降至 440U/L，谷草转氨酶降至 219U/L。上方继服 1 周。

三诊：2017 年 4 月 22 日。

去年服药后肝功能正常。刻下主诉：下肢沉重 2 个月，足底疼痛 1 年，多梦，大便质黏。

茯苓 20g	黄连 10g	车前子 20g	麦冬 20g
清半夏 12g	通草 10g	黄芩 10g	炙甘草 10g
制远志 12g	生姜 10g	大枣 10g	木瓜 30g

| 竹茹 12g | 乌梅 20g | 鹿角霜 20g | |

四诊：6 月 10 日。

主诉：咳嗽 1 个月，乏力，手足心发热，大便质黏，肠鸣，上腹部胀满，舌苔黄微腻，右脉滑，左关脉沉细。

清半夏 15g	黄连 9g	陈皮 12g	炒枳实 10g
竹茹 12g	炙甘草 9g	牡蛎 30g	茯神 20g
生姜 10g	大枣 10g	制远志 10g	茯苓 10g
厚朴 12g			

按语：患者 1980 年 6 月出生，少阳相火司天，2016 年水运太过，下半年厥阴风木在泉。少阳之上，火气见之，水结少阳、厥阴而为病。2016 年的运气方加清肝胆湿热的茵陈、木瓜为君，共清少阳、厥阴之湿热。服药 2 周后肝功能恢复正常。

2017 年 4 月二诊时，虽然患者仍表现为湿热下注的情况，但是此时的运气已经表现出厥阴风木不足，所以在去年的运气方基础上加木瓜、乌梅、鹿角霜，有取该年的运气方苁蓉牛膝汤之意。

四诊时患者咳嗽 1 个月，根据舌苔脉象也可以考虑为湿热内蕴，我们是清热化痰还是清热利湿呢？还要考虑患者的体质因素，1980 年 6 月少阳相火司天，2017 年 6 月阳明燥金加临少阳相火，加之患者素有饮酒，湿热内蕴更甚，黄连温胆汤比较适合。

病案 34

李某，女。出生日期：1986 年 11 月 11 日。

首诊时间：2016 年 11 月 5 日。

主诉：便秘多年。现症：便秘，乏力，心烦，面部色斑，胃怕着凉，恶心，烧心，舌苔黄微腻，脉濡。

麦冬 20g	清半夏 12g	通草 10g	黄芩 10g
炙甘草 9g	制远志 12g	生姜 10g	大枣 10g
炒枳实 12g	浙贝母 10g		

共 5 剂。

二诊：12 月 15 日。

便秘、烧心好转。

三诊：12 月 24 日。

便秘基本痊愈。上方加乌梅 30g，木瓜 30g，以善其后。

按语：按照传统思路辨证的话，此便秘类型属虚秘，不过从舌苔脉象上看，

又不完全相符。《中医内科学》教材中没有与之相应的证型和治疗方法。因 1986
年、2016 年水运太过，故选用黄连茯苓汤，5 剂就有明显效果。二诊时考虑
2016 年下半年厥阴风木在泉，故加乌梅、木瓜以养肝阴。

病案 35

刘某，女。出生日期：1958 年 4 月 21 日。

首诊时间：2016 年 12 月 2 日。

主诉：头痛眩晕 19 年。伴有腰痛，腰凉，便秘，舌苔黄腻，舌质淡紫，脉
滑。夜间 2 ～ 4 点易醒。甘油三酯 4.27mmol/L，中度脂肪肝，餐后 2 小时血
糖高。

茯苓 20g	黄连 12g	瓜蒌 30g	麦冬 20g
清半夏 12g	通草 10g	黄芩 10g	炙甘草 9g
制远志 10g	生姜 3g	桃仁 10g	

二诊：12 月 12 日。

头痛眩晕、腰痛腰凉好转，夜间 2 点仍易醒。上方加炒枳实 12g，竹茹 12g。

三诊：12 月 17 日。

睡眠好转，上方继服。

四诊：12 月 23 日。

仍时有夜间 2 点易醒，虚汗，口干，眼睛干涩。

茯苓 20g	黄连 12g	瓜蒌 30g	麦冬 20g
清半夏 12g	通草 10g	黄芩 10g	炙甘草 9g
制远志 12g	郁金 20g	竹茹 10g	大枣 10g
车前子 20g			

五诊：12 月 29 日。

诸症好转，头刺痛。上方加葛根 20g。

六诊：2017 年 1 月 6 日。

诸症改善。

按语：患者舌苔黄腻，夜间 2 ～ 4 点易醒，伴有腰痛腰凉，容易误诊为乌梅
丸证，但该患者脉滑，不符合乌梅丸证的脉象特点。患者出生于 1958 年的 4 月，
火运太过，虽然上半年太阳寒水司天，但是 4 月份又是阳明燥金加临少阴君火，
所以患者表现的是一派热性体质，又加上 2016 年的水运太过，水热互结为患。
夜间 2 ～ 4 点易醒，此时是属于厥阴病和少阴病欲解时，属于寒水流行，邪害心
火，子病犯母，扰肝犯胆，以该年的运气方黄连茯苓汤化裁。二诊时仍夜间 2 点
易醒，加枳实、竹茹以清泻少阳相火。

病案 36

边某，女。出生日期：1956 年 12 月。

首诊时间：2016 年 10 月 13 日。

主诉：入睡困难多年。头脑不清，大便不爽，舌苔黄腻，脉滑。高血压病史多年。

茯苓 20g	黄连 12g	炒枳实 12g	麦冬 30g
清半夏 12g	通草 10g	黄芩 10g	炙甘草 9g
制远志 12g	生姜 9g	大枣 10g	竹茹 15g
车前子 15g	天麻 15g		

二诊：10 月 18 日。

失眠、头脑不清、便秘明显好转。

三诊：10 月 30 日。

生气后失眠加重，右后背疼痛。上方加木瓜 30g，夏枯草 30g。

按语：患者出生于 1956 年，水运太过，少阳相火司天，厥阴风木在泉，就诊于相同运气的年份，该年的运气方黄连茯苓汤效果是立竿见影的，起到了化湿利水，交通心肾的作用。但是三诊时因生气出现失眠加重，厥阴风木在泉之时，肝火内郁，加夏枯草以清肝火散郁结。

病案 37

束某，女。出生日期：1936 年 10 月 5 日。

首诊时间：2016 年 12 月 17 日。

主诉：下午上腹部胀满 6 年。伴有咳嗽，便秘，牙龈肿痛，入眠困难，身体潮湿，舌质红，苔微黄腻，脉濡。

清半夏 12g	黄连 12g	通草 10g	炒枳实 10g
竹茹 9g	炙甘草 9g	牡蛎 30g	茯神 20g
麦冬 30g	乌梅 30g	制远志 12g	大枣 10g
黄芩 10g			

二诊：12 月 22 日。

上腹部胀满、咳嗽、牙龈肿痛、入眠困难明显好转。

按语：1936 年与 2016 年皆是水运太过之年，患者下午上腹部胀满，属于阳明不降。在生理上阳明下降的同时，太阴湿也随之下降，现在因阳明不降，太阴湿土也不降，湿热上扰则出现咳嗽、便秘、牙龈肿痛，入眠困难等症状。该年的运气方黄连茯苓汤可以去寒水、降阳明。因为患者的发病是在 2016 年的下半年，厥阴风木在泉之时，所以加乌梅以补厥阴。

病案 38

毛某，女。出生日期：1983 年 8 月。

首诊时间：2016 年 10 月 11 日。

主诉：失眠 3 年余。入眠困难，噩梦，夜间 12 点易醒，舌苔黄腻，脉滑。

清半夏 12g	黄连 9g	陈皮 10g	炒枳实 12g
竹茹 9g	炙甘草 9g	牡蛎 15g	茯神 20g
生姜 9g	黄芩 10g		

二诊：12 月 17 日。

失眠好转。目前心烦，大便质黏。

茯苓 20g	黄连 12g	车前子 15g	麦冬 20g
清半夏 12g	通草 9g	黄芩 10g	炙甘草
制远志 12g	生姜 9g	大枣 10g	龙骨 30g

三诊：2017 年 11 月 3 日。

失眠痊愈。

按语：患者出生于 1983 年 8 月，少阳相火在泉，四之气少阴君火加临太阴湿土。2016 年水运太过，水湿结于少阳、少阴上，遇阳化热，热扰心神，黄连温胆汤主之。

二诊失眠虽然改善了，但是心烦症状没有改善，考虑还是寒水流行，邪害心火的问题，于是换用黄连茯苓汤。一年后三诊，诉去年服药后失眠、心烦痊愈。

升明汤

病案 1

李某，女。出生日期：1950 年 3 月 4 日。

首诊时间：2016 年 7 月 13 日。

主诉：夜间咽部不适半月。夜间 2 点易醒，脉弦。

酸枣仁 20g	醋青皮 12g	清半夏 12g	车前子 10g
生姜 9g	甘草 10g	檀香 9g	炒酸枣仁 10g

二诊：7 月 18 日。

咽部不适好转，夜间 2 点易醒好转。口苦口干，胃怕凉。

柴胡 20g	天花粉 20g	人参 10g	干姜 9g
桂枝 12g	威灵仙 10g	厚朴 12g	炒枳实 10g
清半夏 10g			

三诊：7月23日。

口苦口干好转。

按语：患者出生于少阳相火司天的1950年，2016年7月亦是少阳相火司天，患者夜间咽部不适，夜间2点易醒，考虑少阳相火内郁扰动厥阴，服该年的运气方升明汤获效。二诊时出现口苦口干，胃怕凉的症状，考虑到少阳枢机不利，太阴虚寒的情况，用柴胡桂枝干姜汤加减化裁。

病案2

曹某，男。出生日期：1944年7月7日

首诊时间：2016年12月29日。

主诉：糖尿病足，右足疼痛50天，夜间9点加重。下肢静脉支架术后1个月。空腹血糖15.9mmol/L，舌质淡，苔微黄腻，脉弦。

炒酸枣仁15g	生酸枣仁15g	蔷薇花15g	醋青皮12g
清半夏10g	盐车前子（包煎）15g	炙甘草9g	黄连12g
麦冬15g	通草10g		

共5剂。

二诊：2017年1月3日。

夜间疼痛明显缓解。

按语：1944年7月的运气是少阳相火司天，7月份三之气亦是少阳相火加临少阳相火。2016年之运气亦是少阳相火司天，厥阴风木在泉，寒水太过。虽然下肢放置静脉支架，但是足背动脉气血依然无法畅通，而出现夜间疼痛剧烈的情况。考虑少阳相火内郁，服用该年的运气方升明汤加黄连、麦冬、通草，取该年运气方黄连茯苓汤之意。

病案3

王某，女。出生日期：1963年4月24日。

首诊时间：2016年7月9日。

主诉：口气重2年。上腹部疼痛，夜间2～3点易醒。舌质红，脉弦。

酸枣仁20g	醋青皮12g	清半夏12g	车前子15g
生姜9g	炙甘草12g	蔷薇花10g	檀香6g
炒酸枣仁10g			

共7剂。

二诊：7月28日。

口气重好转，失眠好转，牙龈出血半年的病情也好转（初诊时未叙说）。

按语：升明汤治寅申之岁，少阳相火司天，厥阴风木在泉，病者气郁热，血溢目赤，咳逆头痛，胁满呕吐，胸臆不利，聋瞑渴，身重心痛，阳气不藏，疮疡烦躁。患者出生于1963年的二之气少阳相火之时，就诊于2016年的三之气少阳相火加临少阳相火。少阳之火内郁。阳气不得宣发，水湿不得蒸化，居于中焦，故口气重，伴随有上腹部疼痛。少阳之火内郁，扰动肝魂，故睡眠不好。

龙砂医家缪问在《三因司天方》中释升明汤曰："是岁上为相火，下属风木。正民病火淫风胜之会也。枣仁味酸平，《本经》称其治心腹寒热邪结。熟用则补肝阴，生用则清胆热，故君之以泄少阳之火。佐车前之甘寒，以泻肝家之热。司天在泉，一火一风，咸赖乎此。紫檀为东南间色，寒能胜火，咸足柔肝，又上下维持之圣药也。风木主令，害及阳明，呕吐、疟、泄，俱肝邪犯胃所致。蔷薇为阳明专药，味苦性冷，除风热而散疮疡，兼清五脏客热。合之青皮、半夏、生姜，平肝和胃，散逆止呕。甘草缓肝之急，能泻诸火。平平数药，无微不入，理法兼备之方也。"

病案4

魏某，女。出生日期：1964年7月31日。

首诊时间：2016年8月11日。

主诉：出虚汗6年。2010上半年甲状腺癌术后出现虚汗，活动以及餐后加重，脉弦。

酸枣仁20g	醋青皮1g	清半夏12g	车前子20g
生姜9g	炙甘草12g	车前子20g	生姜9g
甘草12g	檀香6g	炒酸枣仁10g	黄连9g
牛膝15g	蔷薇花12g		

共5剂，一日一剂。

二诊：8月16日。

面部发热虚汗明显好转；左足跗趾走窜样疼痛，考虑湿邪下注，加酒大黄9g，土茯苓20g。

三诊：8月22日。

左足跗趾走窜样疼痛好转。

按语：我们以前也分析过"阳加于阴谓之汗"，患者出生于太阳寒水司天，太阴湿土在泉的1964年，发病于少阳相火司天的2010年，就诊于少阳相火司天，厥阴风木在泉的2016年，水液代谢紊乱，随少阳之火外泻，故虚汗淋漓。治疗该汗，一则清热，二则引水归渠，所以选择了该年的运气方升明汤加黄连。

苁蓉牛膝汤

病案 1

吴某，女。出生日期：1977 年 2 月。

首诊时间：2017 年 1 月 5 日。

主诉：右胁部疼痛 10 年，加重 10 天。伴有便秘，脉沉细。

肉苁蓉 30g	牛膝 20g	熟地黄 20g	当归 10g
炒白芍 20g	乌梅 30g	炙甘草 9g	鹿角霜 20g
木瓜 30g			

共 7 剂 .

二诊：1 月 12 日。

三剂后疼痛明显好转，继服。共计服药 2 个月，胁痛痊愈。

按语：1977 年为厥阴风木不足之年，患者发病的 2007 年亦是厥阴风木不足之年，就诊时间虽然是在 2016 年的年底，但是 2016 年下半年的运气是厥阴风木在泉，已经开始向 2017 年的厥阴风木不足之年转化。病若不是当年气，看与何年运气同，六丁之年的运气方苁蓉牛膝汤恰好符合该病的运气病机。

病案 2

汪某，女。出生日期：1954 年 2 月。

首诊时间：2017 年 2 月 25 日。

主诉：口干 2 年余。视力模糊、流泪、口角麻木 1 个月，夜尿频。舌质淡，脉沉细。血糖正常。

肉苁蓉 30g	牛膝 15g	熟地黄 10g	当归 10g
炒白芍 20g	乌梅 30g	炙甘草 9g	鹿角霜 10g
木瓜 30g	麦冬 20g	菊花 10g	枸杞子 20g

二诊：3 月 4 日。

口干、视力模糊、流泪、口角麻木好转，仍尿频，略痰。上方加姜半夏 10g，制远志 12g。

三诊：3 月 14 日。

口干诸症明显好转，舌苔微黄腻。加黄连 9g。

按语：苁蓉牛膝汤主治的病机是木运不及，1954 年是属于少阴君火司天之年，亦是土运太过之年，土运太过，反克肝木，出现木运不及，适逢 2017 年病情加重就诊，理应采用苁蓉牛膝汤。二诊时出现咯痰、尿频的情况，考虑应是出于 2017 年的一之气太阴湿土所致。

病案 3

魏某，男。出生日期：1958 年 11 月 11 日。

首诊时间：2017 年 3 月 21 日。

主诉：下肢乏力 3 天，伴有心前区疼痛，腰痛，便秘。舌质淡紫，苔腻白，右脉细滑，左脉沉细。乙肝病史。

肉苁蓉 30g	牛膝 20g	熟地黄 10g	当归 10g
炒白芍 20g	乌梅 30g	炙甘草 9g	鹿角霜 20g
木瓜 30g	清半夏 10g	茯苓 10g	

共 4 剂.

二诊：3 月 25 日。

下肢乏力、心前区疼痛好转，上方继服。

按语：患者出生于 1958 年 11 月，本没有厥阴风木的问题，但是该年的五之气是少阴君火加临阳明燥金，火旺金燥，容易克伐肝木，患者心前区疼痛应属于胸痹，故活用苁蓉牛膝汤化裁。因为发病是在 2017 年的一之气太阴湿土之际，所以加半夏、茯苓以化湿。

病案 4

魏某，女。出生日期：1970 年 7 月 1 日。

首诊时间：2017 年 4 月 18 日。

主诉：身体疼痛多年，加重 5 天。患者数年前产后出现身体疼痛，遇风则疼痛加重，伴腰痛。

肉苁蓉 20g	牛膝 20g	熟地黄 10g	当归 10g
炒白芍 20g	乌梅 30g	炙甘草 10g	鹿角霜 20g
木瓜 30g	桂枝 12g	生姜 15g	人参 10g

二诊：4 月 22 日。

身体疼痛好转，仍腰痛，足底麻木发凉。上方加细辛 6g，通草 10g。

三诊：4 月 27 日。

诸症好转，后背麻木，舌质淡，脉沉细。上方加干姜 9g，制川乌 12g，川牛膝 15g。

共 5 剂。

四诊：5 月 2 日。

腰部发沉，有下坠感。上方加白术 30g，茯苓 30g。

共 7 剂。

五诊：5 月 9 日。

腰部下坠感好转。

按语：患者初诊时服用的是 2017 年的运气方苁蓉牛膝汤加减，还合用了桂枝加芍药生姜各一两人参三两新加汤。患者数年前产后出现身体疼痛，《伤寒论》在论述新加汤时曰："发汗后，身疼痛，脉沉迟者，桂枝加芍药生姜各一两人参三两新加汤主之。"不仅是发汗，女性的月经期出血，或者是产后出血都会消耗身体的阴血，并因筋肉失养而出现疼痛。

二诊时患者仍旧腰痛，足底麻木发凉，考虑是患者出生于 1970 年 7 月太阳寒水司天之时，金运太过之年，肝木不足，容易出现血虚受寒，故加细辛、通草，结合原方中的当归、生姜、桂枝，又组成了当归四逆汤。

三诊时患者血虚基本痊愈，剩下一派太阳寒水的迹象，尤其是四诊时腰沉下坠感觉，寒湿阻滞于腰府，方中加白术 30g，茯苓 30g，实际上又是肾着汤的组成。

病案 5

徐某，女。出生日期：1965 年 6 月 27 日。

首诊时间：2017 年 3 月 17 日。

主诉：心慌 4 个月。后背怕冷，腰痛，大便费力。TSH 11.0mlU/L，TGAb 33IU/mL，舌质淡红，脉沉细数。

人参 10g	乌梅 30g	麦冬 20g	五味子 9g
肉苁蓉 30g	牛膝 15g	熟地黄 10g	当归 10g
炒白芍 20g	炙甘草 9g	鹿角霜 20g	木瓜 30g

共 7 剂。

二诊：5 月 5 日。

心慌、后背怕冷好转，仍腰痛，腹股沟疼痛。上方加威灵仙 10g。

共 7 剂。

三诊：5 月 12 日。

患者心慌基本消失，腰痛改善。

按语：该患者服用的是生脉饮加苁蓉牛膝汤。苁蓉牛膝汤是针对六丁木运不及之年而设立的，患者出生于 1965 年 6 月，亦是厥阴风木不足之时，病机相同，运气方相同。木不生火，心血不足，故加生脉饮化裁。

病案 6

范某，女。出生日期：1962 年 11 月 15 日。

首诊时间：2017 年 7 月 12 日。

主诉：眩晕，头痛，下肢抽筋疼痛 3 个月。后背酸胀，入眠困难。

肉苁蓉 30g	牛膝 30g	熟地黄 15g	当归 10g
炒白芍 20g	乌梅 30g	炙甘草 9g	鹿角霜 15g
木瓜 30g	天麻 20g	川芎 9g	

共 7 剂。

二诊：7 月 19 日。

头痛、后背酸胀、入眠困难好转，仍下肢酸胀。上方加细辛 6g，独活 10g，桑寄生 20g。

三诊：7 月 26 日。

诸症进一步好转，下肢酸胀好转，下肢仍乏力，膝关节不适、发冷。上方继服。

按语：肝血不足，清窍失养，故眩晕头痛；下肢筋脉失养，故抽筋。2017 年是厥阴风木不足之年，1962 年下半年亦是厥阴风木在泉之时，所以苁蓉牛膝汤主之。二诊时仍下肢酸胀，考虑患者出生于该年的五之气太阳寒水之时，容易出现血虚受寒湿，故加细辛、独活、桑寄生以散风寒祛寒湿。

病案 7

邹某，女。出生日期：1998 年 11 月 27 日。

首诊时间：2017 年 7 月 13 日。

主诉：多囊卵巢综合征，月经紊乱 1 年。末次月经 5 月 21 日。

肉苁蓉 30g	牛膝 30g	熟地黄 20g	当归 10g
炒白芍 20g	乌梅 30g	炙甘草 9g	鹿角霜 20g
木瓜 30g			

共 7 剂。

二诊：7 月 20 日。

月经仍未来潮。舌尖红，脉细数。上方加人参 10g，麦冬 30g。

共 7 剂。

三诊：7 月 27 日。

服药第三天月经即来，量正常。

按语：1998 年下半年属于厥阴风木在泉之时，首选六丁之年的苁蓉牛膝汤。但是二诊时丝毫没有月经来潮的迹象，考虑二诊时处于 2017 年的三之气阳明燥金之时，所以加麦冬以降阳明，加红参以补太阴，患者服药三天后月经即来。

病案 8

赵某，女。出生日期：1957 年 5 月。

首诊时间：2016 年 10 月 26 日。

主诉：2013 年开始出现小腹下坠感，大便频，3 次／日，夜间 3 点易醒，腰痛腰酸，舌质淡，脉沉细。

人参 12g	升麻 9g	木瓜 30g	当归 10g
炒白术 10g	炒白芍 20g	乌梅 30g	炙甘草 9g
柴胡 9g	生姜 9g	麦冬 10g	

二诊：11 月 3 日。

小腹下坠好转，夜间睡眠改善，仍腰痛腰酸。上方加肉苁蓉 20g，鹿角霜 20g。

三诊：11 月 29 日。

夜间 12 点左右舌头发硬，舌质淡紫。上方加红花 10g，郁金 10g。

四诊：12 月 13 日。

夜间舌头发硬好转。

按语：1957 年属于厥阴风木不足之年，2016 年下半年于厥阴风木在泉之际，患者还有夜间 3 点易醒——厥阴病欲解时的症状，可以考虑厥阴不足的病机。但是患者的症状是从 2013 年火运不及之年开始出现，心火不及还要从补气健脾着手，最终选用补中益气汤加减。我在多年前就在考虑补中益气汤为什么能够治疗内脏下垂，不仅是补气，还有当归这味药起画龙点睛的作用。之所以内脏下坠，与其内脏的韧带松弛有关系，我们通过补气养血，提高韧带的韧性，从而达到提升内脏的作用。二诊的时候仍然腰痛腰酸，考虑还是肝血不足导致的腰背筋膜失养的问题，加肉苁蓉、鹿角霜补肝肾、强筋骨。

三诊时患者出现夜间 12 点少阴病欲解时的症状，结合舌质紫，考虑还是心血瘀阻的情况，遂加红花、郁金养血活血。

病案 9

黄某，男。出生日期：1946 年 1 月 10 日。

首诊时间：2016 年 12 月 11 日。

主诉：夜间口干 2 个月。便秘，右足跟疼痛多年。舌质淡，苔微黄腻，脉沉细滑。高血压病史多年，血压 160/110mmHg。

牛膝 20g	熟地黄 10g	当归 10g	炒白芍 20g

| 乌梅 30g | 炙甘草 9g | 鹿角霜 20g | 木瓜 30g |
| 赤芍 12g | 黄连 9g | 通草 10g | |

共 5 剂。

二诊：12 月 16 日。

患者右足跟疼痛好转，仍口干，血压已经降至正常，未再服用降压药。上方加麦冬 30g，玄参 10g。

三诊：12 月 23 日。

口干明显好转。

按语：患者主诉是口干，开始考虑肝血不足所致，服药一周后口干没有改善，足跟疼痛好转，血压降至正常，说明患者厥阴风木不足的病机还是存在，只是病机分析还不全面。患者口干发病于 2016 年的 10 月份五之气，太阳寒水加临阳明燥金之际，虽然是太阳寒水，但毕竟还是阳明燥金之际，考虑阴液不足导致口干，1946 年的 1 月为少阴君火在泉之时，所以二诊时加麦冬、玄参以养阴增液。

病案 10

卢某，女。出生日期：2003 年 5 月 13 日。

首诊时间：2017 年 4 月 18 日。

主诉：2016 年 6 月发现原发性血小板减低。曾在北京、天津等血液病研究机构治疗过，口服激素 30mg 每天，目前血小板计数 $74×10^9$/L，舌质淡，脉沉细。

熟地黄 15g	肉苁蓉 15g	当归 10g	炒白芍 12g
怀牛膝 15g	木瓜 20g	乌梅 15g	鹿角霜 15g
茯苓 15g	黄连 6g	炙甘草 15g	

二诊：5 月 1 日。

血小板计数 $95×10^9$/L，口服激素已经减少至每天 10mg。上方继服。

三诊：7 月 28 日。

进入四之气太阳寒水，上方加黄芪 30g。

四诊：11 月 30 日。

服药期间血小板计数曾升到 $186×10^9$/L。

2018 年 5 月 13 日电话回访，患者称血小板计数维持在 $110×10^9$/L 左右，口服激素在每天 2.5mg。

按语：2016 年少阳相火司天，厥阴风木在泉；2017 年为木运不及之年；2003 年火运不及，木不生火，火发无源，所以选用苁蓉牛膝汤化裁。由于 2003 年还是太阴湿土司天之时，所以加茯苓、黄连以健脾化湿。

病案 11

王某，女。出生日期：2009 年 1 月 14 日。

首诊时间：2017 年 10 月 1 日。

主诉：溶血性贫血 8 个月。白细胞 3.22×10^9/L，红细胞 3.15×10^{12}/L，网织红细胞百分比 15.9%。便秘，舌质淡，脉沉细。

乌梅 20g	酒大黄 10g	白芍 10g	木瓜 20g
炙甘草 12g	牛膝 10g	连翘 20g	肉苁蓉 10g
熟地黄 10g	当归 10g	赤芍 10g	白芷 12g
仙鹤草 30g	阿胶 6g	麦冬 10g	

二诊：10 月 8 日。

白细胞 7.96×10^9/L，红细胞 3.29×10^{12}/L，血红蛋白 103g/L，网织红细胞百分比 12.9%。上方继服。

三诊：12 月 1 日。

白细胞 6.06×10^9/L，红细胞 3.79×10^{12}/L，血红蛋白 115g/L，网织红细胞百分比 5.6%。

肉苁蓉 150g	熟地黄 150g	当归 150g	乌梅 200g
木瓜 200g	炒山药 250g	炙甘草 180g	鹿角霜 200g
灵芝 100g	酒黄精 150g	怀牛膝 150g	茯苓 200g
麦冬 150g	白芍 150g	鹿角胶 50g	龟甲胶 60g
阿胶 60g	天冬 100g	焦山楂 100g	炒麦芽 100g

做膏方，每天 15g，每日 2 次。

四诊：

血常规各项指标完全恢复正常。

按语：患儿出生于 2009 年 1 月 14 日，运气还处于 2008 年阳明燥金在泉，2017 年阳明燥金司天，少阴君火在泉，木运不及，两年的运气相辅相成。所以 2017 年运气方苁蓉牛膝汤符合其病机。由于 2017 年属于阳明燥金司天，患者出现便秘，故加酒大黄以清阳明，加麦冬以润阳明。

麦门冬汤

病案 1

伊某，女。出生日期：1970 年 11 月 27 日。

首诊时间：2016 年 9 月 14 日。

主诉：胸闷10天。胸闷，夜间不能平卧，大便不成形，上腹部胀满，脉沉细，舌质淡，舌尖红。肺功能舒张实验阳性。

麦冬 30g	桑白皮 30g	人参 10g	乌梅 40g
蜜紫菀 15g	白芷 10g	清半夏 12g	淡竹叶 10g
炙甘草 12g	生姜 10g	桔梗 10g	钟乳石 15g

共3剂。

二诊：9月17日。

夜间胸闷明显好转，可以平卧睡眠。大便不成形、上腹部胀满好转，咯痰色黄好转，舌尖红，舌质淡，脉沉细数。上方继服。

三诊：9月23日。

咳嗽、胸闷基本痊愈。

按语：患者发病是在该年的四之气阳明燥金加临太阴湿土，下半年厥阴风木在泉。从检查结果上看属于西医"支气管哮喘"的诊断范畴。因为患者出生于1970年，金运太过，克伐肝木，身体亦有厥阴不足的情况，考虑到厥阴风木在泉的运气对患者的影响，选用了火运太过之年的运气方麦门冬汤加乌梅。

病案2

孟某，男。出生日期：1993年10月。

首诊时间：2016年1月27日。

主诉：咳嗽1周，晨起餐后咳嗽，手心出汗多年，舌质红少苔，脉微数，

麦冬 20g	姜半夏 10g	苦杏仁 10g	人参 10g
紫菀 10g	制远志 10g	炙甘草 9g	焦山楂 20g
茯苓 20g	桑白皮 30g	地骨皮 15g	淡竹叶 6g

二诊：2016年12月30日。

1月份服药后咳嗽痊愈。目前咳嗽约10天，大便不成形，质黏，手心出汗多年。

黄连 10g	麦冬 20g	清半夏 12g	通草 10g
黄芩 10g	甘草 9g	制远志 10g	车前子 25g
生姜 10g	大枣 10g		

三诊：2017年1月7日。

咳嗽好转，手心出汗症状明显缓解。

按语：患者的咳嗽发于2015年底，此为金运不济之年，选用该年的运气方紫菀汤，但是1月27日运气已经进入2016年的一之气少阴君火之时，所以加麦冬以清少阴君火，以防火灼肺金。患者2016年底的咳嗽还是由于该年的水运太

过，水邪泛滥，邪害心火，火克肺金，金失宣降，服用该年的运气方黄连茯苓汤，效果立竿见影，可喜的是，患者多年的手心出汗症状也得到了明显缓解。

病案 3

宫某，女。出生日期：1951 年 2 月 15 日。

首诊时间：2018 年 5 月 20 日。

主诉：便血半月。患者 2 年前行宫颈癌手术，今年复查发现肺转移，直肠黏膜转移，在肿瘤科住院治疗半月，便血没有改善而出院。舌质红，苔黄腻，脉滑。

麦冬 20g	蜜紫菀 15g	桑白皮 30g	法半夏 10g
黄芩 10g	淡竹叶 10g	炙甘草 9g	炙枇杷叶 12g
白茅根 30g	钟乳石 20g		

5 剂。

二诊：5 月 21 日。

患者服用 1 剂后，便血已经消失。继服。

按语： 该患者首诊的时候是子女陪其来的，子女一直不愿意让老人喝中药，说中药起效慢，不知道什么时间才起作用，坚持要去看西医。我说："你让老人吃 1 剂，明早看看效果，如果没有效果再去看西医也不迟。"结果患者第二天早上就来复诊，说吃了 1 剂便血就消失了。

患者出生于阳明燥金司天的 1951 年 2 月，一之气太阴湿土加临厥阴风木，适逢火运太过的 2018 年，火运太过，克伐肺金，肺热下移大肠，出现便血，用该年的运气方麦门冬汤效果显著。

附子山萸汤

病案 1

胡某，男。出生日期：1954 年 12 月。

首诊时间：2017 年 7 月 14 日。

主诉：乏力 9 年，心前区疼痛 1 周。伴有乏力，嗝气，胃怕凉，下午 3 点半咯痰，舌质淡，苔白腻微黄，脉沉细。

附子 15g	肉豆蔻 10g	姜半夏 12g	木香 10g
乌梅 30g	藿香 10g	丁香 6g	人参 12g
山萸肉 15g	制远志 12g	苦杏仁 10g	

共 6 剂。

二诊：7 月 21 日。

心前区疼痛明显好转，下午 3 点半咯痰、嗳气好转。

按语：附子山萸汤为《三因司天方》的运气方之一，乃针对六甲年土运太过所立，岁土太过，雨湿流行，土胜木复。我们应用运气方不必局限于某年，关键还是要看患者的病机所在。该患者出生于 1954 年的六甲之年，具有附子山萸汤病机的倾向性，我们在临床诊疗疾病、分析病机的时候，要充分利用司天、司人、司病症，不可过于偏颇。患者下午 3 点半咯痰，是属于阳明病欲解时，按照虚则太阴、实则阳明的原则，根据脉象考虑从太阴上入手，加人参以补太阴。

病案 2

刘某，男。出生日期：1984 年 9 月 25 日。

首诊时间：2017 年 6 月 12 日。

主诉：胸闷 2 年。伴有上腹部胀满，虚汗，便秘，健忘，舌质淡，脉沉细。

附子 15g	山萸肉 12g	清半夏 12g	木瓜 30g
乌梅 30g	丁香 6g	藿香 10g	生姜 9g
大枣 10g	人参 10g	肉豆蔻 9g	茯神 20g
竹茹 12g			

二诊：6 月 17 日。

患者诸症好转，以前吃饭时大汗淋漓，服药第一天后虚汗好转。仍有上腹部胀满，加厚朴 15g。

按语：附子山萸汤为《三因司天方》的运气方之一，乃针对六甲年土运太过运气所立之方。《素问·气交变大论篇》曰："岁土太过，雨湿流行，肾水受邪。民病腹痛，清厥意不乐，体重烦冤，上应镇星。甚则肌肉萎，足痿不收，行善瘛，脚下痛，饮发中满食减，四肢不举。"患者出生于 1984 年土运太过之年，发病于 2015 年太阴湿土司天，太阳寒水在泉之年，就诊于木运不及之年，虽然就诊时的运气不是土运太过，但是患者此时表现出的却是土运太过所具有的系列病机。附子山萸汤切中病机，1 剂见效，5 剂明显好转。

病案 3

李某，男。出生日期：1989 年 8 月 12 日。

首诊时间：2017 年 7 月 31 日。

主诉：性功能下降 1 个月余。无晨勃，早泄，舌质淡，脉沉细。

附子 18g	山萸肉 24g	丁香 9g	木瓜 20g

| 黄连 10g | 黄柏 24g | 生姜 12g | 炙甘草 12g |
| 肉豆蔻 12g | 乌梅 30g | | |

二诊：8月7日。

晨起可以有早勃，时间稍有延长。精神明显好转。

三诊：8月14日。

患者性生活时间恢复正常，无疲乏感。

按语：附子山萸汤主要是为六甲土运太过之年而设，虽然患者出生于土运不及的1989年，但是8月份是太阴湿土主气之时，2017年7月31日是四之气太阳寒水加临太阴湿土之时，2017年又是木运不及之年，所以此时的运气符合了附子山萸汤的病机特点。

黄芪茯神汤

病案

王某，女。出生日期：1983年12月31日。

首诊时间：2016年10月26日。

主诉：反复眩晕、头痛1年余。伴有痛经、月经量少，腰痛，虚汗。舌质淡，舌尖红，脉沉细。

黄芪 30g	茯神 30g	人参 12g	炒酸枣仁 15g
制远志 10g	薏苡仁 30g	肉桂 9g	麦冬 20g
川芎 9g			

共7剂。

二诊：11月3日。

诸症皆好转，时有恶心。上方加生姜 10g，乌梅 30g。

按语：陈无择《三因极一病证方论》原方"黄芪茯神汤"为"凡遇六癸年，伏明之纪，岁火不及，寒乃盛行"所设。王旭高将茯神易为茯苓，并新增肉桂心一味，并说明："心阳衰少，则君火无权，故寒邪得以侵凌而来犯。"患者出生于1983年火运不及之年，虽然是少阳相火在泉之时，但是火运不及无以生火，遇2015年太阴湿土司天、太阳寒水在泉之年，火更无以生发，所以选黄芪茯神汤以生火益气助阳。患者就诊于2016年的五之气太阳寒水加临阳明燥金之时，出现痛经，腰痛，所以加辛温行气之川芎，并加麦冬以降阳明。

黄连温胆汤

病案 1

李某，女。出生日期：1968 年 10 月 21 日。

首诊时间：2016 年 7 月 19 日。

主诉：咳嗽 2 周。咯痰，痰咸，夜间入眠困难，下午发热，舌苔黄腻，脉濡。

茯神 20g	黄连 9g	炒枳实 12g	竹茹 15g
黄芩 10g	牡蛎 30g	炙甘草 3g	清半夏 12g
乌梅 30g	蝉蜕 10g		

二诊：2016 年 7 月 27 日。

咳嗽、失眠明显好转。上方继服。

按语：患者痰咸，令人首先想到肾虚水犯，但是从处方上看，没有一味药是补肾的，效果却显著，所以还是要从运气角度去分析问题。1968 年 10 月是厥阴风木在泉，五之气太阳寒水加临阳明燥金，逢 2016 年的太过之水，水邪上冲犯肝，出现咳嗽。五脏六腑皆令人咳，非独肺也。黄连温胆汤可以清肝胆之湿热，安肝胆之神，另外患者的体内也有厥阴风木不足的病机，加乌梅以补肝，防止水邪进一步伤肝；肝虚容易生风，加蝉蜕以祛风止痉。

病案 2

赵某，女。出生日期：1943 年 3 月。

首诊时间：2017 年 4 月 20 日。

主诉：上牙、颈部两侧疼痛 1 个月。夜间 1 点易醒，多梦。舌苔黄腻，脉滑。

清半夏 10g	黄连 9g	陈皮 10g	炒枳实 10g
竹茹 10g	甘草 9g	牡蛎 25g	茯神 15g
黄芩 10g	制远志 12g	黄柏 10g	牛膝 15g
生姜 6g	大枣 10g		

二诊：4 月 25 日。

诸症明显好转。

按语：1943 年 3 月的运气是太阴湿土司天，患者发病是在 2017 年的二之气少阳相火加临少阴君火之时，太阴湿土蕴结在少阳之上，君相火旺，夹湿邪上犯足阳明胃经、足少阳胆经，故出现牙痛、颈部疼痛。患者还出现夜间 1 点易醒的情况，虽然是在子丑时，没有厥阴病乌梅丸证的症状，但还是考虑太阴病欲解时，所以选黄连温胆汤合黄连茯苓汤化裁，这也是 2016 年的运气向 2017 年的运气过渡的一种体现。

病案 3

曹某，男。出生日期：1965 年 11 月 13 日。

首诊时间：2016 年 9 月 8 日。

主诉：晨起眩晕，前额沉重，上腹部胀满，乏力，肌肉感觉酸痛 4 年。睡眠前心烦，入眠困难，经北京、济南等地中医师治疗，疗效欠佳。大便质黏不畅，脉弦滑，舌质淡紫，苔黄腻。

清半夏 12g	黄连 9g	陈皮 10g	炒枳实 10g
竹茹 15g	甘草 10g	牡蛎 30g	茯神 20g
生姜 12g	黄芩 10g	车前子 15g	制远志 10g
大枣 10g	麦冬 15g		

4 剂，水煎服，日一剂。

二诊：2016 年 9 月 12 日。

上腹部胀满、心烦好转，睡眠质量好转，仍前额头两则沉重，鼻子怕凉，肘关节膝关节以下发凉，手指脚趾疼痛，下午足发热。

清半夏 12g	黄连 15g	陈皮 10g	炒枳实 15g
竹茹 15g	甘草 12g	牡蛎 30g	茯神 20g
生姜 15g	黄芩 10g	车前子 15g	制远志 10g
大枣 10g	木瓜 30g	白芷 12g	

上方连续服用半月，诸症明显改善。

按语：患者就诊于 2016 年 9 月，从此时的舌苔上看，还是有湿热情况的，除了 2016 年的太过之水运外，1965 年的 11 月属于该年的五之气，太阴湿土加临阳明燥金。下半年属于少阳相火在泉，所以说水湿之邪，蕴结太阴和少阳之位而为病也不足为怪。黄连茯苓汤加黄连温胆汤化裁获效。

二诊时患者前额头两侧沉重，肘关节膝关节以下发冷，手指脚趾疼痛，考虑是阳明经和厥阴经不通所致，故加木瓜以舒筋化湿，加白芷以通阳明之经。

病案 4

张某，女。出生日期：1960 年 10 月。

初诊时间：2016 年 8 月 22 日。

主诉：虚汗，咳嗽、头痛、牙痛 10 天，伴有恶寒，入眠困难，大便不成形，舌苔黄腻，脉滑。

清半夏 10g	黄连 9g	陈皮 10g	炒枳实 10g
竹茹 15g	炙甘草 9g	牡蛎 30g	茯神 20g
生姜 10g	细辛 6g		

二诊：8 月 27 日。

虚汗、牙痛、失眠好转，出现膝关节酸痛，仍咳嗽。上方加人参 10g，牛膝 20g，木瓜 30g。

三诊：9 月 1 日。

虚汗、失眠进一步好转，夜间 10 点嗝气，胸闷。

清半夏 12g	黄连 10g	陈皮 10g	炒枳实 15g
竹茹 10g	甘草 9g	厚朴 12g	茯神 20g
人参 10g	生姜 10g	牛膝 20g	木瓜 30g

四诊：9 月 19 日。

诸症好转，出现耳鸣，健忘，噩梦，害怕。上方加牡蛎 30g，乌梅 30g，制远志 10g。

五诊：10 月 5 日。

耳鸣好转，下肢乏力腰酸。上方继服 1 周巩固疗效。

按语：2016 年是水运太过之年，运气不再重新分析，1960 年 10 月是五之气，客气是少阳相火，水邪蕴结少阳，阳迫水外泄，热扰心神。

二诊时进入四之运土运不济，故加人参以补脾气而调肺之肃降，加牛膝、木瓜调补肝血，膝关节是人体最复杂的关节，其韧带在人体中是最多的地方，最能反映肝血之盈损的情况。

三诊，夜间 10 点是属于太阴病欲解时，此时嗝气是由于脾升胃降功能失调，用人参、厚朴升脾气而降胃气。

四诊时患者属胆虚痰热扰动心神，故加牡蛎、乌梅、制远志三味以养肝潜阳，交通心肾以安神。

病案 5

潘某，男。出生日期：1955 年 10 月 15 日。

首诊时间：2017 年 1 月 10 日。

主诉：咳嗽 5 年，每年咳嗽持续 2 个月。伴有心慌，咳嗽夜间睡前加重，入眠困难，舌淡苔黄腻，脉滑。肺功能正常。

清半夏 12g	黄连 10g	陈皮 10g	炒枳实 12g

竹茹 15g	甘草 9g	牡蛎 25g	茯苓 20g
制远志 12g	黄芩 10g	琥珀 12g	生姜 10g
大枣 10g			

二诊：1 月 14 日。

咳嗽、心慌明显好转，仍入眠困难。加麦冬 20g。

三诊：1 月 20 日。

无咳嗽，入眠困难改善。

按语：患者间断咳嗽 5 年，久病本应多虚，但患者出生于太阳寒水在泉的 1955 年，逢水运太过的 2016 年，太过之寒水，上犯心经，心经之火克伐肺金，肺失宣降，故咳嗽。选用该年的运气方黄连茯苓汤化裁。二诊时患者虽然咳嗽明显好转了，但是睡眠没有改善，遂把原方删去的麦冬又加上，入眠困难改善。

病案 6

黄某，男。出生：1954 年 9 月 5 日。

首诊时间：2017 年 1 月 12 日。

主诉：凌晨 2 ~ 5 点盗汗 3 年。伴有大便质黏，舌苔黄腻，脉滑。

茯苓 20g	黄连 12g	车前子 20g	麦冬 20g
清半夏 12g	通草 10g	黄芩 10g	炙甘草 9g
制远志 10g	生姜 6g	大枣 10g	

二诊：1 月 21 日。

盗汗好转，盗汗质黏，晨起口苦口干，入眠困难。上方加龙胆 6g，泽泻 10g。

三诊：1 月 31 日。

夜间盗汗明显好转。

按语：《中医内科学》中关于盗汗一篇，湿热内蕴证用的是龙胆泻肝汤。针对这位患者我选用了黄连茯苓汤。1954 年 9 月的运气特点是土运太过，四之气是太阴湿土加临太阴湿土，遇到 2016 年水运太过之年，阳加之阴谓之汗。综合分析患者的盗汗是属于湿热内蒸，《素问·气交变大论》："岁水太过，寒气流行……寝汗出憎风。"所以该年的运气方比较对证。二诊时仍有入眠困难的情况，加龙胆、泽泻以泻肝胆之热。

病案 7

杨某，男。出生日期：1972 年 10 月 13 日。

首诊时间：2017 年 2 月 9 日。

主诉：左侧胸部疼痛不适 4 个月，伴眼睑跳动，多梦，大便不成形，舌质淡，苔白腻微黄，脉细滑。

清半夏 12g	黄连 9g	陈皮 10g	炒枳实 10g
竹茹 9g	甘草 9g	牡蛎 30g	茯苓 20g
制远志 12g	乌梅 30g	木瓜 30g	当归 10g
车前子 20g			

二诊：2 月 13 日。

服药第二天后左侧胸痛好转。上方继服。

三诊：2 月 25 日。

诸症明显好转，多梦，左脉沉细，右脉滑。上方加茯神 20g。

按语：患者就诊时间是在 2017 年的一之气，但是发病时间是在水运太过的 2016 年，患者出生于 1972 年五之气，少阳相火加临阳明燥金，水邪蕴结于少阳，故出现左侧胸部疼痛。1972 年下半年是阳明燥金在泉，五之气是少阳相火加临阳明燥金，患者一派火热之相，火热易伤津耗液，2016 年下半年又是厥阴风木在泉之时，患者出现眼睑跳动，考虑到血虚痉挛，在应用黄连温胆汤的同时加乌梅、木瓜、当归以养肝血止痉，取该年的运气方苁蓉牛膝汤之意。

病案 8

高某，男。出生日期：1979 年 7 月 25 日。

首诊时间：2017 年 2 月 2 日。

主诉：眩晕心慌 3 个月。大便质黏，腰痛，入眠困难。舌苔黄腻，脉滑。

清半夏 12g	黄连 12g	陈皮 10g	炒枳实 10g
竹茹 9g	甘草 9g	牡蛎 30g	茯神 20g
天麻 12g	制远志 12g	车前子 15g	通草 10g
黄芩 10g			

二诊：2 月 21 日。

诸症好转。患者耳鸣，加龙胆 6g。

按语：患者出生于 1979 年 7 月 25 日，下半年太阳寒水在泉，四之气少阳相火加临太阴湿土。患者发病是在 2016 年水运太过之时，就诊于 2017 年的一之气，太阴湿土加临厥阴风木之时，如果完全服用 2016 年的运气方黄连茯苓汤，就不符合 2017 年的运气了。2017 年为厥阴风木不及之运，患者 2016 年感受到的水湿之气，蕴结到 2017 年的虚位——肝胆二经，故选黄连茯苓汤合黄连温胆汤化裁。

病案 9

徐某，男。出生日期：1972 年 8 月。

首诊时间：2016 年 12 月 27 日。

主诉：右侧胸痛 4 个月。伴有咳嗽，大便质黏。舌苔黄腻，脉滑。

清半夏 12g	黄连 12g	车前子 20g	炒枳实 12g
竹茹 9g	甘草 9g	牡蛎 30g	茯神 20g
郁金 20g	通草 9g	生姜 9g	麦冬 12g

共 5 剂。

二诊：2017 年 1 月 10 日。

胸痛明显好转，胸部烧灼感，上腹部胀满。上方炒枳实加至 15g，加醋青皮 12g。

共 7 剂。

按语：1972 年 8 月属于阳明燥金在泉，四之气太阴湿土加临太阴湿土，2016 年又属于水运太过，水湿之邪阻滞于右侧阳明，故出现右侧胸痛。采用该年的运气方黄连茯苓汤化裁而愈。

病案 10

法某，女。出生日期：1963 年 10 月 24 日。

首诊时间：2016 年 9 月 24 日。

主诉：咽部异物感 1 年。胸部堵塞感，上腹部胀满，胃怕凉，夜间 0 ～ 3 点易醒，心慌，腰痛，乏力，舌苔黄腻，脉滑。

清半夏 12g	黄连 9g	陈皮 10g	炒枳实 15g
竹茹 9g	甘草 9g	牡蛎 30g	茯神 20g
生姜 9g	焦山楂 10g	炒麦芽 20g	炒神曲 20g

二诊：9 月 30 日。

诸症好转，上方继服。

三诊：10 月 18 日。

停经 1 年 4 个月后月经复潮。腰痛，上方加木瓜 30g。

按语：患者出生于 1963 年的 10 月，此时运气为少阴君火在泉，五之气厥阴风木加临阳明燥金；发病于太阴湿土司天、太阳寒水在泉的 2015 年，就诊于水运太过，厥阴风木在泉的 2019 年，水湿之邪遇火，湿热交加，结于厥阴经，热扰肝魂，故夜间失眠易醒。"肝足厥阴之脉，起于大指丛毛之际……循喉咙之后"，湿热阻于肝经，故咽部异物感。选用黄连温胆汤，诸症好转。患者继服后，停经 1 年 4 个月后又出现月经复潮。患者年逾 53 岁，按照常理，已经是天癸竭、地道不通的年龄了，但是服用黄连温胆汤后，又出现了月经复潮的情况，也说明地道不通不一定就是天癸竭。

病案 11

张某，女。出生日期：2001 年 10 月 9 日。

首诊时间：2017 年 4 月 22 日。

主诉：咳嗽 4 个月。舌苔黄腻，脉滑，大便质黏。

清半夏 12g	黄连 9g	陈皮 12g	炒枳实 12g
竹茹 9g	甘草 9g	牡蛎 30g	茯神 20g
生姜 9g	大枣 10g	厚朴 12g	制远志 12g
檀香 6g			

共 5 剂。

二诊：5 月 6 日。

咳嗽明显好转。有时咽痒则咳嗽。2017 年 6 月 14 日家属述咳嗽痊愈。

按语：《素问·咳论篇》："皆聚于胃，关于肺。" 2001 年水不足之年，湿土偏旺，湿聚为痰。患者发病于 2016 年的厥阴风木在泉之时，就诊于木运不及的 2017 年，湿邪乘虚而入厥阴经，厥阴经之湿，上侮肺金，肺失宣降，故咳嗽久治不愈。黄连温胆汤化裁而愈。

病案 12

傅某，男。出生日期：1991 年 7 月 25 日。

首诊时间：2016 年 7 月 19 日。

主诉：腰酸乏力 1 周。伴有入眠困难，舌苔黄腻，脉濡。

姜半夏 12g	黄连 9g	茯神 20g	制远志 12g
黄柏 15g	炒枳实 12g	竹茹 15g	牡蛎 30g
炙甘草 9g	陈皮 10g		

二诊：7 月 26 日。

服药 1 天后腰酸明显好转。继服一周。

三诊：11 月 26 日。

腰痛半月。夜间 2 ～ 3 点易醒，大便质黏。上方继服 1 周。

四诊：12 月 3 日。

腰痛好转，健忘，仍夜间 2 点易醒。上方加乌梅 50g。后睡眠改善。

按语：1991 年 7 月 25 日运气是太阳寒水在泉，四之气少阳相火加临太阴湿土，患者发病时间是在 2016 年 7 月，三之气少阳相火加临少阳相火，水运太过之年，水邪蕴结少阳之上，黄连温胆汤主之。半年后的三诊该方仍然有效。不过四诊时患者夜间睡眠不好，为六之气厥阴风木之时，加乌梅以养厥阴。

病案 13

胡某，女。出生日期：1947 年 10 月。

首诊时间：2016 年 12 月 26 日。

主诉：手足心发热、胸闷 10 年。大便不成形，质黏，舌苔黄腻，脉滑。

清半夏 12g	黄连 12g	车前子 20g	炒枳实 12g
竹茹 9g	甘草 9g	牡蛎 30g	茯神 20g
通草 12g	黄芩 10g	制远志 12g	大枣 10g

二诊：2017 年 1 月 6 日。

患者手足心发热、胸闷明显好转。大便仍不成形，上方加苍术 15g，后二诊大便成形。

按语：《中医诊断学》中的五心烦热大多属于阴虚火旺，但是在临床中见到的多由于湿热下注。该患者出生于 1947 年的五之气，少阳相火加临阳明燥金，发病于 2006 年水运太过之年，就诊于 2016 年同样是水运太过之年，太过之水邪蕴结少阳，黄连温胆汤主之。有些人认为只要是湿热征象之年就死搬硬套运用黄连茯苓汤，是不可取的。

病案 14

王某，女。出生日期：1947 年 11 月 23 日。

首诊时间：2016 年 12 月 31 日。

主诉：入眠困难、右侧头痛，颈部两侧肌肉酸痛，右眼夜间视力模糊 2 年。舌淡紫，苔白腻微黄，脉弦滑。

清半夏 12g	黄连 12g	陈皮 10g	炒枳实 12g
竹茹 9g	甘草 9g	牡蛎 30g	茯神 20g
瓜蒌 30g	制远志 12g	琥珀 9g	通草 10g
生姜 9g			

二诊：2017 年 1 月 7 日。

上述诸症明显改善。患者右眼视力模糊改善明显。上方继服。

按语：患者出生于 1947 年的 11 月 23 日，刚过五之气，太阴湿土的运气未退，患者发病于太阴湿土司天的 2015 年，就诊于水运太过的 2016 年，总之是水湿之气太过为患。颈部两侧属于少阳胆经所循行部位，湿邪阻滞于少阳，经络不通，清阳不升，浊阴不降，故右眼视力模糊。

病案 15

闫某，女。出生日期：1965 年 11 月 18 日。

首诊时间：2016 年 9 月 13 日。

主诉：胸痛 4 年，加重 5 天。2011 年行子宫切除手术，2012 年出现胸痛，烧心，大便质黏，咽部有堵塞感，虚汗，入眠困难，夜间尿频，舌苔黄腻，脉滑。

清半夏 12g	黄连 12g	陈皮 12g	炒枳实 12g
竹茹 15g	甘草 9g	牡蛎 30g	茯神 20g
生姜 10g	车前子 15g	麦冬 10g	制远志 12g

共 4 剂。

二诊：9 月 17 日。

胸痛、大便质黏、咽部堵塞感、虚汗、失眠、夜尿频等症状均好转。

按语：患者出生于 1965 年的五之气，少阳相火在泉，太阴湿土加临阳明燥金之时，患者的症状是出现在太阳寒水司天、太阴湿土在泉的 2012 年，就诊于水运太过的 2016 年，水湿之邪蕴结在少阳之上。少阳之火，生少阴之火，少阴之火夹杂湿邪不降，阴乘阳位，诱发胸痛。所以用黄连温胆汤合黄连茯苓汤化裁以治，效如桴鼓。

病案 16

陈某，男。出生日期：1952 年 8 月 20 日。

首诊时间：207 年 2 月 23 日。

主诉：舌尖发甜、发苦，口干 1 周。1 周前多食后出现舌尖发甜、发苦，口干，手心出汗，大便不成形，舌苔黄腻。

清半夏 10g	黄连 12g	陈皮 10g	炒枳实 12g
竹茹 9g	甘草 9g	牡蛎 30g	茯神 20g
黄芩 10g	通草 9g	生姜 10g	

共 5 剂。

二诊：3 月 28 日。

服药 2 天后诸症改善，后因食海鱼加重。上方继服 5 天后痊愈。

按语：患者出生于 1952 年的 8 月，太阴湿土在泉，四之气厥阴风木加临太阴湿土之时，体内湿气还是比较重的，所以多食后伤脾，脾湿加重。患者就诊于 2017 年的一之气，太阴湿土之时，饮食不慎即诱发症状出现。治疗以清热化湿为主，但是患者服药期间因食海鱼而加重，海鱼属于咸寒之品，服用后会加重湿气，所以继续服用原方后好转。

病案 17

耿某，女。出生日期：1984 年 11 月 3 日。

首诊时间：2017 年 5 月 30 日。

主诉：两胁部疼痛 20 天，夜间 0～1 点加重。上腹部疼痛，舌苔黄腻，脉滑。子宫癌术后 8 个月。

清半夏 10g	黄连 12g	陈皮 12g	炒枳实 12g
竹茹 15g	炙甘草 9g	炒白芍 30g	茯苓 20g
黄芩 10g	车前子 15g	制远志 10g	木瓜 30g
旋覆花 12g			

共 4 剂。

二诊：6 月 15 日。

服上方后两胁部疼痛消失，未再服药。

按语：两胁部属于肝经循行部位，患者出生于 1984 年的六甲之年，岁土太过，雨湿流行，发病于厥阴风木不足的 2017 年，二之气少阳相火加临少阴君火之时，湿邪流注肝经而为病。夜间 0～1 点太阴病欲解时，湿邪为患，组方黄连温胆汤化裁。

病案 18

路某，男。出生日期：1990 年 5 月 19 日。

首诊时间：2016 年 8 月 1 日。

主诉：入眠困难多年。从 2012 年 8 月开始出现入眠困难，伴有脱发，舌苔微黄腻，脉濡。

清半夏 12g	黄连 9g	牡蛎 10g	茯神 20g
竹茹 15g	炙甘草 9g	陈皮 12g	制远志 12g
麦冬 10g	炒枳实 12g		

共 7 剂。

二诊：8 月 12 日。

入眠困难、脱发明显好转。

按语：患者出生于 1990 年的 5 月 19 日，处于该年的厥阴风木之二之气，少阴君火司天之时。2016 年的太过之水蕴结在厥阴及少阴君火，湿热之邪扰神，用该年的运气方合黄连温胆汤治疗。

龙胆泻肝汤

病案 1

路某，女。出生日期：1967 年 2 月 16 日。

首诊时间：2016 年 11 月 16 日。

主诉：右下肢疼痛多年，加重 2 天。伴有口苦、口干，眼眵多，失嗅，便秘，入眠困难，夜间 3 点易醒，舌苔黄腻，脉滑。西医诊断脊髓拴系综合征（是由于各种先天和后天原因引起脊髓固定于病变部位，不能适应脊柱的增长而上升，造成腰背部疼痛，双下肢和二便功能障碍的综合征。）

龙胆 12g	生地黄 12g	车前子 20g	栀子 10g
黄芩 10g	柴胡 12g	泽泻 20g	川木通 6g
当归 10g	忍冬藤 20g	甘草 12g	牛膝 30g

二诊：12 月 23 日。

下肢疼痛明显好转。患者诉淋巴结肿大已 3 年，直径大约 2.0cm。上方加夏枯草 50g，连翘 30g。

按语：看患者的出生运气，1967 年 2 月，木运不及之年，太阴湿土司天，一之气厥阴风木之时，2016 年为厥阴风木在泉之时，五之气太阳寒水加临阳明燥金之时，患者还具有口苦，便秘，舌苔黄腻等湿热的症状，选清肝胆湿热较强的龙胆泻肝汤化裁，服用 1 周。1 个月后患者二诊诉下肢已不疼，此次是因下颌淋巴结肿大来就诊。上方加夏枯草、连翘以清肝火、散郁结。

病案 2

王某，女。出生日期：1971 年 12 月 10 日。

首诊时间：2016 年 12 月 24 日。

主诉：头痛，伴有肾积水 3 个月。夜间 1 ～ 3 点易醒，舌苔黄腻，脉濡。

清半夏 12g	黄连 10g	麦冬 20g	炒枳实 12g
竹茹 9g	甘草 9g	车前子 20g	茯苓 20g
通草 12g	淡竹叶 9g		

共 7 剂。

二诊：12 月 31 日。

头痛、夜间易醒好转。右肾扩张 0.8cm，左肾扩张 2.4cm。

清半夏 12g	黄连 10g	麦冬 10g	炒枳实 12g

竹茹 9g	甘草 9g	车前子 20g	茯苓 20g
通草 12g	淡竹叶 9g	泽泻 20g	龙胆 6g
柴胡 10g			

共 7 剂。

三诊：1 月 31 日。

右肾积水消失。上方继服。

四诊：2017 年 2 月 7 日。

服药后上腹部发冷。上方加吴茱萸 6g，生姜 9g。

按语：患者出生于水运不及的 1971 年，为少阳相火在泉的六之气，发病于水运太过的 2016 年，五之气太阳寒水加临阳明燥金，水湿之邪停留少阴肾经，少阴病欲解从子时至寅时，少阴湿热之邪上扰心神，故出现夜间易醒。该年的运气方黄连茯苓汤化裁还是符合患者证候的。

二诊时患者虽然诸症改善，但是双肾积水改善不是很明显。实则泻其子，加泽泻 20g，龙胆 6g，柴胡 10g 以泻肝经湿热。三诊时患者复查彩超，右肾积水消失，遂按原方继服。四诊时患者出现腹痛的情况，考虑上方过寒伤及脾阳，加吴茱萸、生姜以制约苦寒之性。随后患者行彩超检查显示双肾积水消失。

病案 3

郭某，女。出生日期：1965 年 12 月 8 日。

首诊时间：2017 年 3 月 4 日。

主诉：面部湿疹 4 年。2012 年春天出现面部湿疹，2016 年加重，大便黏腻不畅，夜间 1 点易醒，面部阵发性发热，舌苔黄腻，脉弦滑。

清半夏 12g	白鲜皮 30g	黄连 12g	茯苓 20g
黄芩 10g	竹茹 9g	制远志 9g	通草 10g
车前子 20g	牡蛎 30g	黄柏 15g	炒枳实 12g
甘草 9g			

二诊：3 月 9 日。

诸症好转，上方继服。

三诊：3 月 16 日。

夜间瘙痒加重。

龙胆 10g	栀子 10g	黄芩 10g	柴胡 12g
生地黄 20g	车前子 20g	泽泻 20g	川木通 9g
当归 10g	通草 9g	黄连 9g	

共 5 剂。

四诊：3 月 20 日。

湿疹夜间明显好转，上方继服半月临床痊愈。

按语：初诊应用该年的运气方黄连茯苓汤加减，患者服用一周后面部湿疹开始好转，但是再服后则出现湿疹加重的情况，考虑病重药轻，有打草惊蛇之嫌，遂加大清热的力度，改用龙胆泻肝汤，前后共服用 1 个月，面部湿疹消失。再看患者的出生时的运气，1965 年 12 月，少阳相火在泉，六之气少阳相火加临太阳寒水，就诊于 2017 年，一之气太阴湿土加临厥阴风木之时，上半年是阳明燥金司天之时，湿热交争于少阳之位，虽然黄连茯苓汤也能起到一定的作用，但是与龙胆泻肝汤相比，清利肝胆湿热的力度还是不够的。

病案 4

邵某，男。出生日期：1977 年 7 月 13 日。

首诊时间：2017 年 2 月 21 日。

主诉：面部湿疹、双上肢湿疹 13 年。2003 年 7 月开始出现面部湿疹及双上肢湿疹，夜间 2 ～ 3 点易醒，便秘。

茯苓 20g	黄连 12g	车前子 20g	清半夏 12g
通草 9g	黄芩 10g	甘草 9g	制远志 9g
生姜 12g	大枣 10g	炒枳实 12g	郁金 10g
白鲜皮 30g			

共 7 剂。

二诊：3 月 9 日。

湿疹仍瘙痒，纳差，夜间 3 ～ 4 点易醒，上腹部疼痛、胀满，乏力。上方继服。

共 7 剂。

三诊：3 月 23 日。

湿疹改善仍然不明显。

龙胆 10g	栀子 10g	黄芩 10g	柴胡 12g
生地黄 20g	车前子 20g	泽泻 20g	川木通 9g
当归 10g	木瓜 30g	炒枳实 12g	

共 5 剂。

四诊：3 月 29 日。

湿疹瘙痒明显好转，容易饥饿，加乌梅 30g。

按语：该患者的湿疹情况和上面患者一样，初诊时照搬运气方，没有具体分析患者的运气作用的经脉，如同比着葫芦画瓢，画得四不像，收效不佳。

病案 5

高某，女。出生日期：1959 年 7 月 15 日。

首诊时间：2016 年 11 月 8 日。

主诉：右耳上湿疹 6 年。手麻木，舌苔黄腻，脉弦滑。

龙胆 6g	车前子 20g	黄芩 10g	柴胡 15g
泽泻 15g	当归 10g	川木通 6g	通草 9g
甘草 12g	生地黄 10g	天麻 15g	生姜 9g

共 7 剂。

二诊：11 月 15 日。

湿疹、手麻木好转。继服上方。

三诊：11 月 22 日。

饮食不慎，湿疹加重 4 天，左手麻木加重。上方加鸡血藤 20g。

四诊：11 月 29 日。

湿疹好转，手麻木好转。

按语：患者出生于 1959 年 7 月，厥阴风木司天的三之气，厥阴风木加临少阳相火，发病时间是在少阳相火司天的 2010 年，就诊于少阳相火司天的 2016 年。耳后为少阳胆经循行之部位，患者出生于 1959 年的 7 月，接近四之气太阴湿土之时，水湿之气蕴结在少阳胆经上，湿热夹杂而为病。

病案 6

臧某，女。出生日期：1986 年 11 月 6 日。

首诊时间：2016 年 9 月 20 日。

主诉：耳鸣半月。伴有眩晕，夜间 2 点易醒，腰痛，便秘，舌苔黄腻，脉滑。

黄连 9g	车前子 15g	麦冬 20g	清半夏 12g
通草 9g	黄芩 10g	甘草 9g	制远志 10g
生姜 9g	大枣 10g	大黄 9g	泽泻 10g

共 4 剂。

二诊：9 月 24 日。

耳鸣改善不明显。

龙胆 6g	栀子 10g	黄芩 10g	柴胡 15g
生地黄 12g	车前子 20g	泽泻 20g	川木通 6g
防风 9g	黄柏 12g	当归 10g	甘草 10g

共 7 剂。

三诊：10月1日。

耳鸣明显好转，出现夜间尿频，上方加桂枝10g。

四诊：10月7日。

诸症好转。

按语：患者出生于水运太过的1986年，就诊于水运太过的2016年，该年的运气方黄连茯苓汤比较对证，可是4剂后丝毫不起作用，看来我们在应用运气方的时候不能死搬硬套，还要具体分析每时每刻的运气。患者虽然出生和就诊时间都是水运太过之年，但是具体都是发生在下半年的厥阴风木在泉之时。患者发病于四之气阳明燥金加临太阴湿土之时，湿、燥热、厥阴三者结合，表现出厥阴经湿热，龙胆泻肝汤符合病证。

三诊时患者出现夜间尿频，因为患者出生于1986年的五之气，太阳寒水之时，就诊于2016年的五之气亦是太阳寒水之时，龙胆泻肝汤过于苦寒，伤及阳气，膀胱气化不及，遂加桂枝以温阳化水。

病案7

高某，女。出生日期：1965年10月26日。

首诊时间：2016年10月1日。

主诉：右眼睑浮肿近2年。自2014年8月出现右眼睑浮肿，伴口气重，舌苔腻，脉滑。

茯苓 20g	黄连 12g	车前子 20g	麦冬 10g
清半夏 12g	黄芩 10g	甘草 9g	制远志 12g
生姜 4g	大枣 10g	通草 12g	

二诊：10月4日。

患者自述症状改善不明显。上方加泽泻20g，龙胆6g，川木通6g。

三诊：10月8日。

眼睑浮肿好转，白带量多色黄。上方加黄柏15g。

四诊：10月15日。

眼睑浮肿好转，白带色、量情况好转。

按语：单纯从舌苔、脉象上看，该患者属于湿热型水肿，2016年水运太过，从表面上看，也比较符合该年的运气，但是服用该年的运气方黄连茯苓汤后基本无效。后再分析1965年10月的运气属于少阳相火在泉，五之气太阴湿土之时，所以在黄连茯苓汤的基础上又加了龙胆、泽泻、川木通以清泻肝胆湿热，效如桴鼓。三诊时患者出现白带增多，考虑湿热下注，加黄柏以清利下焦湿热。

病案 8

周某，男。出生日期：1977 年 12 月 15 日。

首诊时间：2018 年 3 月 28 日。

主诉：肛周脓肿 1 周。肛周化脓疼痛，不能行走。舌质红，苔黄腻，脉弦滑有力。西医院要求住院手术治疗，患者惧怕手术，求治于中医。

龙胆 6g	柴胡 18g	黄芩 10g	车前子 15g
大黄 6g	木通 6g	栀子 10g	生地黄 15g
炙甘草 9g	白芷 12g	泽泻 10g	连翘 30g

二诊：4 月 6 日。

肛周化脓疼痛明显好转。上方继服 10 天后病情完全康复，嘱忌食海鲜油腻之品。

按语：患者出生于 1977 年的少阳在泉之时，平素嗜酒辛辣之品，至太阳寒水司天的 2018 年，寒湿之邪遇热化热，湿热下注肝经为病，龙胆泻肝汤主之。由于是病发于 2018 年的二之气阳明燥金之际，所以上方加大黄以泻阳明之热。

乌梅丸

病案 1

边某，女。出生日期：1986 年 10 月 22 日。

首诊时间：2016 年 9 月 6 日。

主诉：鼻塞、喷嚏、流鼻涕，眼睛瘙痒、眼眵多色黄，夜间 3 点易醒 3 周。舌质淡，苔微黄腻，左脉沉细，右寸脉滑，关脉沉细。鼻窦炎病史。

乌梅 50g	附子 9g	干姜 9g	人参 10g
桂枝 10g	细辛 6g	当归 10g	黄柏 12g
黄连 12g	川椒 6g		

共 7 剂。用法：日 1 剂，水煎服 400mL，晚上服 300mL，晨起服 100mL。

二诊：9 月 13 日。

诸症第二天好转，现诸症基本消失。

按语：患者出生于 1986 年 10 月 22 日，主运是水运太过，少阳相火司天，厥阴风木在泉。2016 年运气同 1986 年，五之气客气太阳寒水，2016 年 9 月 6 日四之气主气太阴湿土，客气阳明燥金，患者体质以厥阴风木不足为主，兼有寒、湿、阳明燥金病机。所以选用乌梅丸切中病机，效果立竿见影。

病案 2

苏某，女。出生日期：1958 年 12 月。

首诊时间：2016 年 8 月 8 日。

主诉：胸部不适 1 年，夜间 2 点加重，腰冷、腰痛，口气重，感觉上颚有分泌物，舌质淡，苔微黄腻，左脉沉细，右寸脉滑，关脉沉细。

乌梅 50g	附子 12g	干姜 9g	人参 12g
桂枝 12g	细辛 3g	当归 10g	黄柏 12g
黄连 12g	花椒 6g		

共 3 剂。

二诊：8 月 11 日。

胸部不适、上颚分泌物明显减少。继服 1 周。

按语：2015 年太阴湿土司天，患者于太阳寒水在泉之年发病，1958 年 12 月太阴湿土在泉，所以患者属于脾湿内蕴之体质。夜间 2 点易醒属于厥阴病欲解时，综合舌苔脉象，考虑乌梅丸证。

病案 3

孙某，女。出生日期：1961 年 6 月。

首诊时间：2016 年 8 月 5 日。

主诉：下午 4 点前胸不适，烧心、乏力 3 年。夜间 1 点易醒，反复口疮，腰痛，腰冷，舌质淡，苔白腻，舌尖红。

乌梅 50g	附子 15g	干姜 9g	人参 10g
桂枝 10g	细辛 6g	当归 10g	黄柏 12g
黄连 10g	花椒 6g		

二诊：8 月 12 日。

下午 2 点烧心好转，易醒好转。上方继服。

三诊：8 月 25 日。

左侧腰酸，咽部有反酸感、发黏，咳嗽，舌质淡，苔白腻，右寸脉滑，右关脉沉细。

人参 10g	炒枳实 10g	薤白 20g	桂枝 10g
厚朴 15g	瓜蒌 20g	威灵仙 10g	桑寄生 20g
独活 20g			

四诊：9 月 7 日。

左侧腰酸，咽部反酸感、发黏好转，咳嗽好转。

按语：阳明病欲解时从申时至戌时，下午 4 点发病考虑阳明不降，夜间 1 点易醒考虑厥阴病欲解时。患者于 1961 年 6 月出生，又具有太阴湿土司天，太阳寒水在泉之寒湿特点，反复口疮、腰冷亦能说明这一点，故乌梅丸服用后，3 年的疾病 1 周就明显见效。

三诊时，从发病时间上看，患者厥阴病、阳明病已解，又出现咽部反酸感，《素问·太阴阳明论篇》："喉主天气，咽主地气。"杨上善注："脾为地，咽出脾胃噫气，故主地。"故选枳实薤白桂枝汤加人参以益气健脾化痰散结，加桑寄生、独活以祛风除湿。

病案 4

王某，女性。出生日期：1964 年 3 月 12 日。

首诊时间：2016 年 8 月 25 日。

主诉：四肢关节疼痛，二便不通半年余，伴心慌 1 年 4 个月。素恶寒，手心发热，夜间 2 ～ 3 点易醒，腰冷，口疮，眼睑和下肢浮肿。舌质淡暗，苔白微腻，左脉沉细，右寸脉滑。子宫肌瘤、卵巢囊肿病史多年，绝经多年。

乌梅 50g	附子 12g	黄柏 12g	黄连 10g
人参 10g	桂枝 10g	当归 10g	通草 9g
细辛 8g	花椒 6g	干姜 10g	

二诊：9 月 1 日。

诸症好转，眼睑、下肢仍浮肿。舌质紫暗。上方加益母草 20g，丹参 30g。

三诊：9 月 8 日。

水肿好转，睡眠质量仍差，入眠困难，心烦，舌质淡，舌尖红，脉濡细。

茯苓 20g	黄连 12g	车前子 20g	麦冬 20g
清半夏 12g	通草 10g	黄芩 10g	甘草 9g
制远志 12g	生姜 10g	大枣 10g	泽兰 20g
炒枳实 12g			

四诊：9 月 15 日。

四肢关节疼痛、二便不通、心慌明显好转。入眠困难好转，但是仍夜间 1 点易醒。

乌梅 50g	附子 10g	干姜 10g	人参 10g
桂枝 15g	当归 10g	黄柏 12g	黄连 10g
泽兰 20g	细辛 6g	花椒 6g	

五诊：9 月 22 日。

便秘、腰冷明显好转，夜间 1 点易醒改善。

按语：从患者的发病时间看，2015 年属于太阴湿土司天、太阳寒水在泉之年，1964 年 3 月亦属于太阳寒水司天之时，所以结合患者的舌苔脉象看，其四肢关节疼痛属于寒痹；并且患者夜间 2～3 点容易醒，从时间上看又属于厥阴病欲解时，所以选乌梅丸还是比较对证。但是二诊时眼睑、下肢浮肿改善不甚明显，再仔细观察一下，舌质紫暗，《金匮要略·水气病脉证并治第十四》："少阳脉卑，少阴脉细，男子则小便不利，妇人则经水不通。经为血，血不利则为水。"所以二诊加益母草、丹参以活血利水后水肿消失。

三诊患者睡眠质量仍差，入眠困难，心烦。此时太阳寒水之位，厥阴之位之疼痛病机大有改善，再结合此时的舌苔脉象，考虑 2016 年寒水流行，邪害心火而出现的睡眠问题，改用当年的运气方黄连茯苓汤。四诊时患者入眠困难好转，但是仍然出现厥阴病欲解时的证候，看来 2016 年下半年的厥阴风木在泉对患者的影响还是比较大的，重新服用乌梅丸，诸症明显改善。

病案 5

毛某，女。出生日期：1963 年 1 月 15 日。

首诊时间：2016 年 8 月 15 日

主诉：上腹部胀满多年。下肢发冷，眼睛干涩，咽痛，夜间 2～3 点易醒。

乌梅 40g	附子 12g	干姜 9g	人参 10g
桂枝 10g	当归 10g	黄柏 12g	黄连 12g
细辛 6g	花椒 6g		

共 5 剂。

二诊：8 月 22 日。

上腹部胀满、下肢发冷、咽痛、夜间易醒明显好转。

三诊：8 月 30 日。

诸症进一步好转，睡眠改善至凌晨 4 点左右易醒，大便乏力好转，晨起较以前有精神，但是感觉后背痉挛不适。上方加炒白芍 20g。

四诊：9 月 6 日。

服上方加炒白芍后改善不明显，去炒白芍，乌梅丸原方服用，症状继续改善。

按语：乌梅丸证有一个共同点，那就是从丑至卯上（即凌晨 1～7 时），再结合患者的出生日期（1963 年 1 月 15 日），还没有大寒交节气，仍属于 1962 年的厥阴在泉，而 2016 年下半年亦是厥阴风木在泉，所以初诊时选用乌梅丸切中病机。但是二诊时患者后背痉挛不适，为了加强缓急止痛的作用，于乌梅丸基础上加炒白芍，但是适得其反，病情丝毫没有改善。再三分析乌梅丸中十味药的六经分布情况，真是丝丝入扣，没有多余。临床上担心达不到疗效，不断地加味，反而打乱了乌梅丸的作用。所以今后在应用乌梅丸的时候加减要根据患者的病机去进行，而不是根据症状。

病案 6

马某，女。出生日期：1996 年 11 月 18 日。

首诊时间：2016 年 8 月 9 日。

主诉：咳嗽半年，夜间 1 点加重，舌质淡，苔微黄腻，脉沉细。

乌梅 40g	附子 12g	干姜 9g	人参 10g
桂枝 10g	细辛 6g	当归 10g	黄柏 10g
黄连 12g	花椒 6g		

二诊：8 月 23 日。

咳嗽明显好转，上方继服。

三诊：9 月 7 日。

咳嗽已经痊愈。

按语：2016 年下半年是厥阴风木在泉，该年水运太过，1996 年下半年是阳明燥金在泉，11 月是五之气，主气是阳明燥金，客气是少阳相火，燥金、相火偏旺容易伤津，耗肝血。从 2016 年以及 1996 年 11 月看患者的病机在厥阴，夜间 1 点咳嗽加重，亦说明了这一点，所以乌梅丸主之。

病案 7

李某，女。出生日期：1950 年 4 月。

首诊时间：2016 年 9 月 24 日。

主诉：反复身体关节疼痛，头痛、胸闷多年。入眠困难，每晚需要到 3 点才能入眠，伴有腰冷，纳差，舌质淡，苔黄腻，脉沉细小滑。

乌梅 50g	附子 12g	干姜 9g	人参 10g
桂枝 10g	细辛 9g	当归 10g	黄柏 12g
黄连 12g	花椒 6g		

二诊：9 月 29 日。

身体关节反复疼痛、头痛、胸闷诸症明显减轻，仍失眠。上方加竹茹 15g，炒枳实 12g。

三诊：10 月 4 日。

诸症好转。嘱上方继服。

按语：乌梅丸切中病机，不过从患者的睡眠上看，以往应用乌梅丸的患者一般是从丑时到卯时醒后难以入眠，该患者是夜间 3 点后才能入眠。厥阴病欲解时是从丑时到卯时，对此我们可以从两方面去理解，如果患者靠自身的能力在一定程度上能够得解的话，那就暂时跨过了厥阴病的病机，如果到时解不了，那就需要外界药物的干预。

患者二诊时虽然关节疼痛及头痛的症状得到了缓解，但是睡眠仍旧没有改善。我们再分析一下患者的出生日期，1950 年 4 月，少阳相火司天，二之气客气太阴湿土，舌苔黄腻，说明患者的体内还是有少阳郁热，所以加了竹茹、枳实以清少阳之郁热，随后失眠得以改善。

病案 8

史某，女。出生日期：1984 年 2 月 27 日。

首诊时间：2016 年 9 月 26 日。

主诉：小腹两侧疼痛 5 天，白带多色黄，小腹发冷，痛经，嗜睡，心烦，腹泻，夜间 12 点易醒，舌质红，苔白腻，脉沉细。

乌梅 50g	附子 9g	干姜 9g	人参 10g
桂枝 10g	细辛 6g	当归 10g	黄柏 10g
黄连 10g	花椒 6g		

二诊：10 月 1 日。

小腹疼痛发冷、痛经、嗜睡、心烦、腹泻明显好转，仍易醒。上方改乌梅 60g，黄柏 18g，黄连 12g。

按语：患者初诊的时候服用了乌梅丸，除睡眠外，很多症状得到了改善，二诊的时候加大了乌梅和黄柏的用量，后来睡眠也得到了改善，症状上患者属于上热下寒的病机。但是我们再分析一下患者的出生日期，1984 年 2 月为少阴君火司天，一之气太阳寒水，发病的时节是在 9 月 26 日，虽然 9 月 22 日交节气进入五之气，五之气客气是太阳寒水，但是阳明燥金的主气也是有一点影响的，再说四之气的阳明燥金之气还是比较旺的，没有退位。所以如果我们当时选用治疗上热下寒的温经汤，效果也应该不错。

病案 9

付某，男。出生日期：1987 年 10 月。

首诊时间：2016 年 9 月 26 日。

主诉：四肢肌肉萎缩 6 年。2006 年上大学期间经常熬夜至凌晨 1 点。2010 年下半年发现四肢肌肉萎缩，汗多，右下肢麻木，眼睛不适，多梦。曾到北京、河南等诸多大医院就诊过，被诊断为运动神经元病，俗称"渐冻症"。舌尖红，舌质淡紫。胃怕凉，右寸脉滑，关脉沉细。

乌梅 60g	附子 12g	干姜 9g	人参 15g
桂枝 12g	细辛 9g	当归 10g	黄柏 18g
黄连 12g	花椒 10g		

二诊：10 月 3 日。

下肢乏力好转。上方继服。

三诊：10 月 11 日。

自述以前开车 3 个小时，休息 3 天后才能感觉恢复，现在休息一晚就能明显好转。上方加木瓜 30g。

2017 年 5 月 2 日电话回访，诸症好转，未加重。

按语：该例患者属于现代医学的运动神经元病，俗称"渐冻症"，最后如果影响到呼吸肌，就会造成呼吸衰竭。患者出生于 1987 年 10 月，1987 年属于木运不及之年，10 月份又是五之气厥阴风木之时，所以说患者的肝是最弱的脏腑，与肝有关系的部位也易患病。所谓的运动神经元病，从中医理论来说还是与筋膜有关系的，肝主筋。2010 年的下半年亦是厥阴风木在泉，而患者上大学期间经常熬夜到凌晨 1 点，就更加消耗了肝血，综合了患者的诸多其他症状以及舌苔脉象，选用乌梅丸治疗，半月后乏力的症状就明显改善，停药半年后病情未再加重。

病案 10

李某，女。出生日期：1962 年 10 月 15 日。

首诊时间：2016 年 7 月 19 日。

主诉：反酸，上腹部疼痛 2 个月。夜间 2～3 点上腹部疼痛加重。

乌梅 40g	干姜 9g	人参 10g	桂枝 10g
细辛 6g	当归 10g	黄柏 9g	黄连 9g
花椒 6g			

二诊：7 月 15 日。

夜间反酸明显好转。上方继服。

三诊：7 月 26 日。

反酸以及上腹部疼痛消失。

按语：对于该患者应该考虑十二指肠溃疡之类的疾病，按照传统思维，如果反酸，我们就不应该再服用酸性药物了，但是这里我们服用了乌梅丸，反而起到了立竿见影的效果，是因为患者出现了厥阴病欲解时疼痛加重的症状。再分析一下患者的运气：1962 年 10 月，下半年厥阴风木在泉，五之气太阳寒水加临阳明燥金，就诊时的运气已经接近 2016 年下半年的厥阴风木在泉，所以该患者病位在厥阴。

病案 11

傅某，女。出生日期：1966 年 12 月。

首诊时间：2016 年 7 月 26 日。

主诉：晨起手胀、眼睑浮肿，头部发沉、流口水 1 个月。伴有口疮，腰冷，上腹部胀满，大便不成形，夜间 2 点易醒。

乌梅 50g	干姜 9g	人参 10g	桂枝 10g
细辛 6g	附子 9g	当归 10g	黄柏 12g
黄连 9g	花椒 6g		

二诊：8 月 2 日。

诸症好转，追诉：手麻木。加天麻 12g。

三诊：

右下肢麻木，右足跟疼痛发冷，阵发性出汗。上方黄柏加至 15g，黄连加至 12g，加牛膝 25g。

四诊：

上症好转。

按语：从患者初诊的诸多症状看，有水湿内停，有脾虚，有下焦寒气，有厥阴病欲解时的易醒，综合考虑选用乌梅丸。三诊时出现右下肢麻木与右足跟疼痛发凉的情况，考虑腰椎间盘突出出现水肿压迫神经，所以加重黄连、黄柏用量以化湿，加牛膝以引药下行。

病案 12

王某，女。出生日期：1973 年 9 月 26 日。

首诊时间：2016 年 2 月 24 日。

主诉：颈部淋巴结胀痛、口角疱疹 5 天。伴有上腹部胀满，胃怕凉，夜间 1 ～ 2 点易醒。舌质淡，苔白腻，脉沉细。

乌梅 40g	附子 9g	干姜 9g	党参 10g
桂枝 9g	细辛 6g	当归 10g	黄柏 10g
黄连 9g	花椒 6g		

共 3 剂。

二诊：2 月 27 日。

颈部淋巴结疼痛，口角疱疹明显好转，出现咯痰。原方加远志 10g。

三诊：2017 年 12 月 3 日。

主诉：上腹部疼痛半年，夜间 1～2 点易醒，舌质淡，脉沉细。

吴茱萸 12g	乌梅 50g	附子 9g	干姜 9g
人参 10g	桂枝 12g	细辛 3g	当归 10g
黄柏 10g	黄连 12g	花椒 6g	

四诊：12 月 11 日。

上腹部疼痛明显好转，夜间睡眠亦改善。凌晨 1 点易醒，吃肉后加重，乳腺疼痛、咳嗽、咽干。

吴茱萸 12g	乌梅 50g	附子 9g	干姜 9g
人参 10g	桂枝 12g	细辛 3g	当归 10g
黄柏 10g	黄连 12g	花椒 6g	麦冬 30g
木瓜 30g			

按语：初诊时患者颈部淋巴结疼痛，按照传统思路，如果出现热证，就用清热解毒的药，出现寒证就用温阳散寒的药物。然而我选用了乌梅丸，是具体分析了每个症状的病机所在，以及患者的出生时和发病时的运气。

三诊时患者出现上腹部疼痛，已经是近一年后了。患者出生于 1967 年太阳寒水在泉之时，而发病大约是在 2017 年的四之气太阳寒水加临太阴湿土之时。患者仍旧有厥阴病欲解时的症状，所以在乌梅丸的基础上加吴茱萸以散厥阴之寒气。四诊时患者自述吃肉后乳腺疼痛，伴有咳嗽，咽干。分析吃肉后加重了厥阴肝脏的负担，2017 年本身也是阳明燥金司天，少阴君火在泉之年，风从火化，所以加麦冬以降阳明之虚火，加木瓜以柔肝，同时减少辛热之细辛的用量。

病案 13

徐某，女。出生日期：1971 年 9 月 2 日。

首诊时间：2016 年 8 月 1 日。

主诉：腰冷，腰痛、乏力 1 个月。怕冷，颈部、后背疼痛，大便质黏，夜间 2 点易醒。舌质淡，苔微黄腻，脉沉细。

乌梅 50g	附子 12g	干姜 9g	人参 10g
桂枝 10g	细辛 6g	当归 10g	黄柏 12g
黄连 12g	花椒 6g		

共 5 剂。

二诊：8 月 6 日。

乏力、腰痛明显好转，睡眠亦改善。

三诊：8 月 11 日。

腰痛进一步好转，感心前区、左后背不适。上方加西洋参 10g。

四诊：8月23日。

后背不适好转，肩关节疼痛，气短劳累后加重，心前区疼痛。人参加至15g。

五诊：

气短以及心前区疼痛好转。

按语：按照传统思路，该患者腰痛、腰冷应首先考虑肾阳虚腰痛，或者是寒湿侵犯腰府所致。但是患者还有夜间2点易醒的厥阴病欲解时的症状，以及大便质黏、舌苔黄腻的湿热症状。我们再分析一下2016年的运气特点：2016年水运太过，寒水流行，少阳相火司天，厥阴风木在泉，四之气阳明燥金加临太阴湿土。1971年是厥阴风木司天，少阳相火在泉，四之气少阴君火加临太阴湿土。《素问·六微旨大论篇》说："少阳之上，火气治之，中见厥阴；阳明之上，燥气治之，中见太阴。"综合分析，乌梅丸非常符合患者的病机。

三诊时，患者出现胸痹的症状。患者生于1971年，四之气少阴君火之时，身体还是有胸痹发作的倾向的。适逢该年的四之气阳明燥金之时发病，阳明燥金易耗气伤津，所以加西洋参以益气养阴。四诊时患者虽然后背疼痛好转，但是仍感气短，所以加重人参的用量，增加益气养阴之功效。

病案 14

庄某，女。出生日期：1962年9月27日。

首诊时间：2016年10月24日。

主诉：上腹部疼痛、胸闷、盗汗1年。伴有后背发热，夜间1点盗汗，舌质淡，苔白腻，脉沉细。

乌梅50g	附子10g	干姜9g	人参10g
桂枝10g	细辛6g	当归10g	黄柏12g
黄连12g	醋延胡索20g	川椒3g	

二诊：10月30日。

诸症明显好转，原方继服。

按语：1962年9月27日的运气特点是厥阴风木在泉，五之气太阳寒水，而2016年10月份的运气特点也是厥阴风木在泉，五之气太阳寒水，结合舌苔脉象，予乌梅丸，5剂后盗汗胸闷等症状就几乎消失了。

病案 15

范某，女。出生日期：1979年3月18日。

首诊时间：2016年12月21日。

主诉：右眼瘙痒5年，加重5天。夜间2点易醒，伴口疮，腰痛，月经量少。舌质红，苔白腻，脉沉细。

乌梅 50g	附子 9g	干姜 6g	西洋参 10g
桂枝 9g	细辛 3g	当归 10g	黄柏 10g
黄连 10g	花椒 3g	钩藤 20g	郁金 20g

二诊：12 月 26 日。

眼睛瘙痒、不寐明显好转。

三诊：2017 年 1 月 2 日。

眼睛瘙痒进一步好转，偶尔出现心烦，舌尖红。上方加麦冬 20g，车前子 15g。

按语：我们先分析患者出生日期的病机，1979 年 3 月 18 日，太阴湿土司天，一之气客气厥阴风木，2016 年 12 月的运气是厥阴风木在泉，同时该年大运是水运太过，乌梅丸症的共同特点是夜间厥阴病欲解时出现睡眠障碍，我们选用了乌梅丸加减，并且将人参换成西洋参，加钩藤、郁金。

三诊的时候患者出现了心烦的症状，且舌尖红，说明 2016 年水运太过，邪害心火，所以在乌梅丸的基础上加麦冬 20g，车前子 15g，取黄连茯苓汤之意。

病案 16

李某，女。出生日期：1968 年 10 月 20 日。

首诊时间：2016 年 11 月 23 日。

主诉：咯痰色黄大半年。夜间 0～3 点易醒，醒后难以入眠，腰痛，腰冷。舌质淡，苔微黄腻，右寸脉滑，右关脉沉细，左脉沉细。

乌梅 50g	附子 12g	干姜 9g	人参 10g
桂枝 10g	细辛 6g	当归 10g	黄柏 12g
黄连 12g	旋覆花 10g	川椒 6g	

共 4 剂。

二诊：11 月 26 日。

咳嗽明显好转，安然入睡。继服上方以巩固疗效。

按语：患者的出生日期和就诊时间都有厥阴风木与太阳寒水的运气成分在里面，以前我们提到厥阴病欲解时是从丑到卯时，该例患者出现了夜间 0 点就易醒的情况，从亥至丑是太阴病欲解时，乌梅丸里面有人参，其实就是为太阴经而设的，所以未再加减变化，而是采用原方治疗。我们对乌梅丸进行加减的时候，一定要遵循六经经气的运行规律去加减，而不是根据症状加减。

病案 17

郭某，女。出生日期：1957 年 4 月 27 日。

首诊时间：2016 年 12 月 1 日。服药时间：2016 年 12 月 16 日。

主诉：心慌、胸闷 1 周。心前区疼痛，晨起口干，胃怕凉，上腹部胀满，凌晨 4 ～ 5 点易醒。溃疡性结肠炎病史。

乌梅 50g	附子 10g	干姜 9g	党参 10g
桂枝 12g	细辛 6g	当归 10g	黄柏 12g
黄连 12g	花椒 6g		

二诊：12 月 19 日。

心慌、胸闷、心前区疼痛、凌晨 4 点易醒好转。右上腹部仍胀满，胃怕凉，下午下肢浮肿。上方党参改为人参 10g。

三诊：12 月 23 日。

诸症好转。

按语：以前我们接触到的厥阴病欲解时的患者睡眠出现问题大多数是在夜间 1 ～ 3 点，此患者是在凌晨 4 ～ 5 点，其实也是在厥阴病欲解时的丑时至卯时，结合患者 1957 年木运不及之年出生及 2016 年 12 月厥阴风木在泉的特点，再综合舌苔脉象，选用乌梅丸是正确的。

二诊的时候，患者下午下肢浮肿的情况没有改善，遂考虑太阴不足，无以运化水液，改党参为人参，加强脾气运化水液的作用，4 天后下肢水肿好转。

病案 18

池某，女。出生日期：1959 年 10 月。

首诊时间：2016 年 12 月 15 日。

主诉：手麻木半年。夜间 2 点手麻木加重，腰部发冷，舌质淡，苔白腻，脉沉细。

乌梅 40g	附子 10g	干姜 9g	人参 10g
桂枝 10g	细辛 6g	当归 10g	黄柏 10g
黄连 10g	肉苁蓉 20g		

二诊：12 月 24 日。

夜间手麻木好转，多年的便秘也明显好转，腰冷好转。上方加鸡血藤 20g 以增强补血的作用。

按语：该例患者症状较单一，其实以前此类患者也不少，多数是在白天活动的时候出现手麻木。该患者夜间 2 点出现手麻木，很有厥阴病欲解时的时间代表性，考虑到 2016 年的下半年的运气特点是厥阴风木不足，1959 年的 10 月的运气特点是少阳相火在泉，阳明燥金为五之气，客气虽为太阴湿土，但是此时还是两阳交加，容易出现伤阴，而患者的发病时节也迎合了其体质特点。方中加了肉苁蓉、鸡血藤是考虑到增强其补厥阴肝木的作用。

病案 19

孙某，男。出生日期：1962 年 10 月 15 日。

首诊时间：2016 年 7 月 9 日。

主诉：反酸，伴有夜间 2～3 点上腹部疼痛多年，加重 1 个月。舌质淡，苔白腻微黄，脉沉细。十二指肠溃疡病史。

附子 10g	乌梅 40g	干姜 9g	人参 10g
桂枝 10g	细辛 6g	当归 1g	黄柏 2g
黄连 12g	花椒 6g		

二诊：7 月 15 日。

夜间反酸好转，继服半月后明显好转。

三诊：12 月 26 日。

夜间 2～3 点上腹部疼痛、反酸 1 周。继服原方半月好转。

按语：患者出现反酸的症状，按照西医的治疗原则应该是制酸止痛，不应该服用过酸的药物，尤其是十二指肠溃疡不应该服用刺激性食物。但是中医有中医的思维特点。患者出现厥阴病欲解时的特点，既然有乌梅丸证的病机，我们就大胆尝试。患者出生于 1962 年 10 月份，此时的运气特点是厥阴风木在泉，五之客气太阳寒水。2016 年 7 月少阳相火司天，水运太过之时，符合乌梅丸的病机特点，所以服用 1 周后，反酸症状改善，没有出现因为服用乌梅而病情加重的情况。半年后二诊时，照样服用乌梅丸获效。

病案 20

李某，女。出生日期：1971 年 2 月。

首诊时间：2016 年 2 月 25 日。

主诉：眩晕、头痛 2 年。伴有乏力，上腹部胀满，夜间 1 点易醒，腰冷，大便不成形。舌质淡紫，苔薄白腻，脉沉细。高血压病史 10 年。

乌梅 50g	附子 9g	干姜 9g	人参 10g
桂枝 10g	细辛 3g	当归 10g	黄柏 10g
黄连 9g			

二诊：3 月 3 日。

眩晕、头痛明显好转，出现便秘。上方人参改党参 10g，加生地黄 15g。

三诊：3 月 10 日。

眩晕、头痛、失眠好转，出现便秘，上方加肉苁蓉 30g。

四诊：2017 年 1 月 6 日。

主诉：眩晕头痛 2 年，加重 1 个月。乏力，夜间 2 点易醒，脱发，腰冷，大便不成形，质黏，舌质淡紫，脉沉细。仍然以乌梅丸化裁。

五诊：1 月 13 日。

眩晕、头痛、失眠好转，出现便秘，上方加肉苁蓉 30g。

按语：我们在内科书本上找不到乌梅丸可以治疗眩晕、头痛的方剂。该患者头痛发作了两年，但是我们依然可以服用乌梅丸见效，不过二诊的时候大便由初诊的不成形变成便秘干结，这就说明我们完全按照乌梅丸的剂量还是欠妥的，我们再考虑一下 2016 年 2 月的运气特点：少阳相火司天，一之气少阴君火，一派火相，虽然患者也有下寒的情况，但是上焦火旺的情况要更严重一些，所以二诊的时候人参改党参，加生地黄 15g 以清少阴君火。

五诊时亦出现便秘，但是此时的运气发生了变化，马上要进入 2017 年厥阴风木不足之年，但是我们仔细分析一下，运气的交接也不是忽冷忽热，而是循序渐进的，2016 年下半年的运气也是厥阴风木在泉。所以此时的便秘主要是血虚肠道失润，故加肉苁蓉以补肾以养肝，润肠以通便。

病案 21

郝某，女。出生日期：1978 年 3 月 29 日。

首诊时间：2017 年 5 月 8 日。

主诉：下肢浮肿近 3 年。2014 年 7 月开始出现晨起上半身浮肿，下午下半身加重，月经前浮肿加重，伴有腰酸，上腹部胀满，胃怕凉，舌质淡，苔白腻脉沉细。

乌梅 40g	附子 12g	干姜 9g	人参 10g
桂枝 10g	细辛 6g	当归 10g	黄柏 10g
黄连 9g	花椒 6g	茯苓 20g	

二诊：5 月 12 日。

诸症好转，关节胀痛好转，夜间易醒好转。

按语：乌梅丸的应用，首先要看组成乌梅丸的十位药在六经中的分布，也就是说我们在分析病机的时候，要看这十位药具体归哪一经。患者出生于 1978 年的 3 月 29 日，该年的二之气开始，由太阳寒水向厥阴风木转化，患者的发病时间在甲子年土运太过之年，2017 年又是木运不济之年，下午病情加重，属阳明病欲解时，结合舌苔脉象，选用乌梅丸，即使三年的病也立竿见影。

病案 22

孙某，女。出生日期：1969 年 12 月 23 日。

首诊时间：2017 年 3 月 9 日

主诉：前胸后背疼痛 5 天。手麻木，四肢发冷，夜间 2 点易醒，大便不成形。高血压病史，血压 200 ～ 170/110mmHg，舌质淡，脉沉细。

乌梅 50g	附子 12g	干姜 9g	人参 10g
桂枝 10g	细辛 6g	当归 10g	黄柏 10g
黄连 12g	花椒 6g		

二诊：3 月 16 日。

诸症好转，血压已经降至正常。大便质黏，下肢乏力。

上方加怀牛膝 20g，继服。

三诊：3 月 24 日。

诸症好转，颈部胀痛。上方加天麻 15g，继服一周，诸症好转。

按语：患者发病之时的运气特点是厥阴风木不足之年，一之气客气太阴湿土，又逢厥阴病欲解时发病，患者出生于 1969 年 12 月，少阴君火在泉之时，考虑此时患者的前胸后背疼痛是冠心病发作，所以乌梅丸不仅可以改善冠心病的症状，服用后患者的血压也得到了控制。

病案 23

赵某，女。出生日期：1952 年 11 月 8 日。

首诊时间：2017 年 4 月 24 日。

主诉：心动过缓多年，心率 42 次 / 分。胸闷，凌晨 1 点加重，夜间尿频。舌质淡，舌尖红，脉沉细无力。

乌梅 50g	附子 12g	干姜 12g	人参 10g
桂枝 12g	细辛 9g	当归 10g	黄柏 10g
黄连 12g	花椒 6g		

二诊：5 月 2 日。

夜间胸闷、尿频及口干好转，继服一周。

三诊 5 月 10 日。诸症进一步好转，心率 52 ～ 57 次 / 分，感觉乏力。上方人参加至 15g，附子加至 15g。

四诊：5 月 9 日。

乏力明显好转，心率 60 次 / 分左右。

按语：心动过缓按照以前的经验往往以应用温补心阳的药物为主，但是该患者服用乌梅丸，疗效显著。我们不单单应用温补心阳的药物，而是用药寒热错杂，关键是进行六经辨证。

病案 24

范某，女。出生日期：1969 年 3 月。

首诊时间：2016 年 12 月 17 日。

主诉：每逢夏季面部、上肢瘙痒 10 年余。伴有健忘、心烦，膝关节发冷，咬牙，大便不成形，气短，月经量少，夜间 2 点易醒。

乌梅 50g	附子 12g	干姜 9g	人参 10g
桂枝 10g	细辛 6g	当归 10g	黄柏 10g
黄连 12g	花椒 6g	麦冬 20g	通草 9g

二诊：12 月 24 日。

诸症好转。

按语：该处方是乌梅丸合今年的运气方黄连茯苓汤加减而成，患者发病于夏季太阴湿土太过之时，就诊之时又是水运太过之年，而患者又具有乌梅丸的证候，故以乌梅丸证为主，借黄连、麦冬、通草三味药取黄连茯苓汤之意，

病案 25

唐某，女。出生日期：1961 年 7 月。

首诊时间：2016 年 7 月 11 日。

主诉：平素鼻部发干，伴清涕，2004 年下半年喷嚏频作，至今已经 12 年。咽痛，口中发咸，基本不出汗，胸闷咳嗽，干咳少痰，色黄，舌淡红苔白腻，脉弦细。

乌梅 50g	附子 12g	干姜 9g	人参 10g
桂枝 10g	细辛 6g	当归 10g	黄柏 10g
黄连 12g			

二诊：7 月 16 日。

诸症明显好转。

三诊：7 月 20 日。

患者仍感觉口咸，加肉桂 9g。患者夏天出汗少有几十年，现在汗出正常。

按语：以前遇到这么复杂的疾病，证候又多，寒热错杂，组方时可能考虑寒热并用，但是有了运气思维后，很多疾病迎刃而解。患者的出生日期上看不出有厥阴风木的问题，但是患者发病于 2004 年下半年，属于厥阴风木在泉之时，病若不是当年气，看与何年运气同，出生之时的运气只有太阴湿土和太阳寒水，又加上 2016 年的寒水流行，邪害心火，火克肺金的运气影响，最后选用了乌梅丸。

服用乌梅丸后，厥阴之阖打开了，化汗有泉，故几十年的夏天无汗之症也得到了解决。

病案 26

唐某，女。出生日期：1935 年 2 月 4 日。

首诊时间：2016 年 7 月 5 日。

主诉：夜间 1 点胸闷 1 周。患者患尿毒症正在透析，血肌酐 523μmol/L，尿素氮 17mmol/L，舌质淡，脉滑无力。

乌梅 50g	附子 15g	干姜 9g	人参 10g
桂枝 10g	细辛 6g	当归 10g	黄柏 10g
黄连 12g	花椒 6g		

二诊：7 月 12 日。

夜间胸闷明显好转。

三诊：8 月 2 日。

患者又出现夜间 1 点胸闷。上方加酒大黄 9g 后症状缓解。

按语：该病例是一个病情较重的尿毒症透析患者，即使在透析着，尿毒症毒素对心脏的影响还是非常明显，根据厥阴病欲解时的特点，服用乌梅丸一周后，夜间胸闷症状得到了明显的缓解。再分析一下患者本身的运气特点以及 2016 年 7 月的运气特点，非乌梅丸莫属。

病案 27

王某，女。出生日期：1963 年 11 月 29 日。

首诊时间：2015 年 12 月 12 日。

主诉：鼻塞 10 年，加重 1 个月。夜间 3～4 点易醒，醒后难以再入眠，下半夜 3 点下肢发凉。舌质淡，脉沉细，鼻窦炎病史 10 年。

桂枝 10g	干姜 9g	黄柏 12g	黄连 12g
乌梅 45g	细辛 3g	当归 10g	附子 12g
花椒 6g			

共 7 剂。

二诊：12 月 19 日。

患者自述服药后排出大约 300mL 鼻涕，后鼻塞基本痊愈，睡眠好转。再服 1 周巩固疗效。

按语：以往治疗鼻窦炎以清热化痰通窍为主，效果往往比较缓慢。但是该患者的疾病运用运气思维后，10 年的病痛，一朝即明显好转，该疾病的着重点还是在厥阴病欲解时上。

病案 28

郭某，女。出生日期：1964 年 2 月。

首诊时间：2016 年 9 月 17 日。

主诉：晨起手胀麻木 1 年半。糖尿病病史 10 年，平时皮下注射胰岛素。空腹血糖 11mmol/L，舌质淡脉沉细。

乌梅 50g	人参 10g	附子 12g	桂枝 10g
干姜 9g	当归 10g	细辛 6g	鸡血藤 20g
黄连 10g	黄柏 10g		

二诊：9 月 24 日。

血糖 8.0mmol/L，晨起手麻木好转。上方继服。

三诊：10 月 8 日。

血糖 5.4mmol/L。

四诊：2017 年 6 月 24 日。

右上肢、右侧面部麻木 6 天，下肢乏力。

乌梅 50g	附子 10g	干姜 9g	人参 10g
桂枝 2g	细辛 6g	当归 10g	黄柏 12g
黄连 12g	花椒 6g		

五诊：7 月 3 日。

右上肢、右侧面部麻木好转，下肢乏力好转。刻下头痛，服药第三天血糖由 9.5mmol/L 降至 7.6mmol/L。上方继服。

六诊：7 月 15 日。

血糖 6.6mmol/L，手仍麻木，上方加鸡血藤 30g，天麻 15g，木瓜 20g。

七诊：7 月 22 日。

手麻木好转，血糖控制在 6.5mmol/L 左右。

按语：患者有糖尿病病史，手麻木考虑糖尿病并发末梢神经炎，以往的经验考虑按肝血不足论治。患者出生于 1964 年 12 月，为太阳寒水司天，太阴湿土在泉之年，1964 年又属于土运太过之年，反克肝木，肝木不及。手麻木的发病时间是在 2015 年土运太过之年。2016 年下半年属于厥阴风木在泉，选用乌梅丸，一周后血糖由 11mmol/L 降至 8.0mmol/L，手麻木症状也得到缓解。三诊血糖进一步下降至 5.4mmol/L。

患者四诊的时候是在 2017 年 6 月份，症状是右上肢、右侧面部麻木，同样是末梢神经炎，仍服用乌梅丸加减，血糖平稳下降，面部麻木症状缓解。

病案 29

唐某，女。出生日期：1961 年 7 月。

首诊时间：2017 年 7 月 11 日。

主诉：平素鼻部发干，伴清涕，喷嚏频作，咽痛，口中发咸 10 余年。胸闷咳嗽，干咳少痰，色黄，舌淡红，苔白腻，脉弦细。

医师 A

黄连 6g	茯苓 30g	麦冬 10g	盐车前子 15g
制远志 10g	清半夏 10g	黄芩 10g	炙甘草 10g
炒牛蒡子 15g	炙紫菀 15g	炒苦杏仁 6g	桔梗 12g
防风 15g	鱼腥草 15g		

7 剂无效。

医师 B

藿香 10g	白芷 5g	陈皮 6g	紫苏叶 10g
甘草 3g	桔梗 10g	茯苓 10g	白术 10g
厚朴 3g	金银花 10g	连翘 10g	细辛 3g
辛夷 10g	苦杏仁 10g	浙贝母 10g	生姜 3g
紫草 10g	石菖蒲 10g	天竺黄 6g	

七剂仍无效。

医师 C（作者）

乌梅 50g	附子 10g	干姜 9g	人参 10g
桂枝 12g	细辛 6g	当归 10g	黄柏 12g
黄连 12g	花椒 6g		

二诊：7 月 16 日。

上述症状明显好转。感口干，加麦冬 10g。

三诊：7 月 20 日。

遇凉水喷嚏，口咸，上方加肉桂 9。

四诊：7 月 25 日。

以前 20 年不汗症好转，目前开始出汗，上方继服。

按语：医师 A 是初学运气的学生开的，他只看到了 1961 年的太阴湿土，2016 年的水运太过，照搬了 2016 年的黄连茯苓汤化裁。

医师 B 是传统的通窍化痰清热的思路。

医师C即作者，从出生之年与发病之年的运气入手，巧妙的运用了乌梅丸，让10余年的病痛荡然无存，近20年的无汗症得到了缓解。可见经方的伟大之处。

病案 30

郭某，男。出生日期：2000年2月22日。

首诊时间：2017年7月15日。

主诉：自幼手心出汗。尿频，心烦，大便不成形，舌质淡，脉沉，右关脉滑。

乌梅 50g	附子 9g	干姜 9g	茯苓 15g
桂枝 10g	细辛 6g	当归 10g	黄柏 12g
黄连 12g	花椒 6g		

二诊：7月22日。

手心出汗好转大半。仍心烦，加上方加竹茹10g。

三诊：7月29日。

手心出汗基本痊愈。上方继服。

按语：青少年手心出汗的病例不少见，在学习五运六气以前，我在这方面的治疗经验基本上没有，也无从下手。该患者出生于2000年太阳寒水、火运太过之年，2017年又是厥阴风木不足之年，所以选用乌梅丸治疗，乌梅丸组方里有党参，说明乌梅丸证的病机里是有太阴不足的成分的，该患者的右关脉滑，有手心出汗的症状，说明也是有水气在体内的，所以将乌梅丸中的党参换成茯苓以利水渗湿。

患者二诊时，手心出汗已经明显好转，但还是有心烦，考虑到2017年7月，为少阳相火之时，故加竹茹以清肝泻少阳之火。三诊时，十几年的手心出汗已经痊愈。

病案 31

肖某，女。出生日期：1971年10月24日。

首诊时间：2016年10月26日。

主诉：咳嗽半年。咯痰色白量多，痰咸，夜间2点易醒，恶寒，舌质淡，脉沉细。

乌梅 40g	附子 12g	干姜 9g	人参 10g
桂枝 10g	细辛 6g	当归 10g	黄柏 12g
黄连 10g	肉桂 9g		

二诊：10 月 29 日。

咳嗽明显好转，出现腰痛、腰冷。上方加威灵仙 10g。

三诊：11 月 3 日。

诸症好转。

四诊：11 月 10 日。

诸症好转，后背不适。加木瓜 30g。

按语：患者出生于 1971 年 10 月，为少阳相火在泉之时，发病时间是在 2016 年上半年少阳相火司天之时。《素问·六微旨大论》曰："少阳之上，火气治之，中见厥阴。"患者又具有夜间 2 点易醒的厥阴病欲解时的症状。2016 年 10 月五之客气为太阳寒水，所以首诊选用乌梅丸效果明显。二诊时，腰痛、腰冷考虑五之气太阳寒水过旺，加威灵仙以散寒化湿通经。四诊即将进入六之气，厥阴风木在泉之时，加木瓜以舒筋活络养肝。

病案 32

郝某，女。出生日期：1978 年 3 月 29 日。

首诊时间：2017 年 5 月 8 日。

主诉：身体浮肿近 3 年。2014 年 7 月出现身体浮肿，上午上半身浮肿，下午下半身加重，夜间 2 点易醒，醒后难以入眠。腰酸，上腹部胀满，胃怕凉，舌质淡，脉沉细。

乌梅 40g	附子 10g	干姜 9g	人参 10g
桂枝 12g	细辛 6g	当归 10g	黄柏 10g
黄连 9g	花椒 6g	茯苓 20g	

二诊：5 月 12 日。

关节胀痛好转，夜间易醒好转。月经前浮肿加重，上方加桂枝 20g 继服。

三诊：5 月 23 日。

出现反酸、乏力，上方加吴茱萸 6g。

按语：该患者的疾病具有明显的时间性，2014 年 7 月土运太过之年水肿出现，上午太阳病欲解时加重，下午阳明病欲解时加重。夜间 2 点厥阴病欲解时加重。我们分析《伤寒论》中能够同时治疗四经病症的方子，首先选用乌梅丸。患者出生于 1978 年的 3 月 29 日，春分后 1 周，刚刚由一之气的太阳寒水转化到二之气的厥阴风木，2014 年土运太过，湿伤脾肾阳气，反克肝木。又加上 2017 年的厥阴不足之年，选择乌梅丸加减治疗。

患者月经前水肿加重，是阴血旺盛之时，故加重桂枝量以温化阴邪。

病案 33

沈某，女。出生日期：1969 年 10 月。

首诊时间：2017 年 7 月 22 日。

主诉：头部发胀 10 天。血糖 10.7mmol/L，高密度脂蛋白 0.89mmol/L，凌晨 4 点易醒，舌苔黄腻，脉沉细。

天麻 20g	人参 10g	姜半夏 10g	黄连 12g
黄柏 10g	炒枳实 10g	茯神 20g	竹茹 10g
当归 10g	乌梅 40g		

二诊：7 月 29 日。

血糖 8.07mmol/L，甘油三酯由 3.78mmol/L 降至 0.58mmol/L，高密度脂蛋白由 0.89mmol/L 升至 1.30mmol/L。

按语：患者出生于 1969 年 10 月，为少阴君火在泉，五之气厥阴风木之时，同时该年又是土运不及之年。2017 年是厥阴风木不及之年，患者凌晨 4 点易醒，属于少阳病欲解时，所以选用温胆汤合乌梅丸加减治疗。服药后血糖由 10.7mmol/L 降至 8.07mmol/L，血脂也得到了明显的改善，甘油三酯 3.78mmol/L 降至 0.58mmol/L，高密度脂蛋白由 0.89mmol/L 升至 1.30mmol/L，疗效显著。

病案 34

祝某，男。出生日期：1981 年 11 月 12 日。

首诊时间：2017 年 7 月 25 日。

主诉：自幼鼻塞。足踝发凉，舌质淡，右寸脉小浮，关脉沉细。

麻黄 10g	苦杏仁 10g	清半夏 12g	石膏 10g
细辛 6g	肉苁蓉 20g	人参 10g	熟地黄 20g
当归 10g	炒白芍 20g	乌梅 20g	木瓜 20g
炙甘草 9g			

二诊：7 月 29 日。

鼻塞改善不明显。

乌梅 50g	附子 12g	干姜 9g	人参 10g
桂枝 10g	细辛 6g	当归 10g	黄柏 12g
黄连 12g	花椒 6g		

三诊：8 月 5 日。

鼻塞明显好转，足凉好转。恶寒，舌苔白腻，加茯苓 20g。

按语：患者初诊时，采用麻杏石甘汤合苁蓉牛膝汤，看似寒温并用，标本兼治，但是服用 4 天后几乎没有起效。重新思考，苁蓉牛膝汤的思路是对的，2017

年为厥阴风木不足，1981年为水运不及，2017年7月25日也已经进入太阴湿土与太阳寒水的四之气，择机选用乌梅丸，效如桴鼓。

病案 35

孙某，女。出生日期：1960年10月。

首诊时间：2017年7月25日。

主诉：湿疹，全身瘙痒6年。2012下半年出现湿疹，伴有入眠困难，大便质黏，夜间2～3点易醒，舌质淡，舌苔黄腻，脉滑。

郁金 20g	紫草 20g	蛇床子 20g	白鲜皮 30g
清半夏 12g	黄连 12g	黄芩 10g	茯神 20g
竹茹 10g	制远志 12g	甘草 9g	黄柏 12g
炒枳实 10g			

二诊：7月29日。

诸症改善不明显，追问不适症状，下半身不出汗，恶寒，腰痛、腰冷。

乌梅 50g	附子 12g	干姜 9g	人参 10g
桂枝 10g	细辛 9g	当归 10g	黄柏 12g
黄连 12g	花椒 6g	蛇床子 20g	牛膝 15g

三诊：8月5日。

湿疹、瘙痒以及夜间2～3点易醒改善。上方继服。

四诊：8月24日。

湿疹明显改善，易醒延后到凌晨4点。

乌梅 50g	附子 12g	干姜 6g	茯苓 20g
桂枝 10g	细辛 6g	当归 10g	黄柏 15g
黄连 12g	通草 9g		

按语：患者于2012年太阳寒水司天、太阴湿土在泉之年出现湿疹，符合当年的运气特点，患者出生于1960年10月份，为五之气少阳相火之时，湿气蕴结在肝胆二经，初诊考虑服用黄连温胆汤，但是效果不好。二诊时追问症状，患者有恶寒，腰痛，腰冷的症状，并且初诊时夜间2～3点厥阴欲解时的症状没有引起重视，只看到了舌苔黄腻，脉滑等一派湿热之象。所以二诊时果断改用乌梅丸，一周后三诊湿疹、瘙痒明显好转。半月后四诊，瘙痒症状基本消失，夜间易醒的时间也延后至4点。

病案 36

石某，女。出生日期：1964年3月12日。

首诊时间：2016 年 8 月 25 日。

主诉：四肢关节疼痛、二便不通大半年，心慌 1 年余。眼睑、下肢浮肿，恶寒，手心发热，夜间 2 ～ 3 点易醒，腰冷，有口疮。子宫肌瘤、卵巢囊肿病史。

乌梅 50g	附子 12g	干姜 12g	人参 10g
桂枝 12g	当归 20g	黄柏 12g	黄连 12g
通草 9g	细辛 8g	花椒 6g	

二诊：9 月 1 日。

诸症好转，眼睑及下肢仍浮肿。上方加益母草 30g，丹参 30g，麦冬 10g。共 7 剂。

三诊：9 月 8 日。

眼睑、下肢水肿好转，睡眠质量仍差，上方继服。

四诊：9 月 22 日。

便秘、腰冷明显好转，夜间 1 点易醒。

乌梅 50g	附子 9g	干姜 6g	人参 10g
桂枝 10g	当归 10g	黄柏 10g	黄连 12g
细辛 6g	花椒 6g	麦冬 20g	

共 7 剂。

五诊：10 月 6 日。

失眠明显好转。

按语：乌梅丸的应用有三个病机关键点：一是厥阴风木，二是太阳寒水，三是上焦有火。该患者出生于太阳寒水司天的 1964 年，就诊于 2016 年 8 月，为厥阴风木在泉之时，四之气阳明燥金加临太阴湿土，又具有厥阴病欲解时的特点：夜间 2 ～ 3 点易醒，故乌梅丸符合其病机。二诊时眼睑以及下肢仍然浮肿，少阴君火之血不利则为水，加益母草、丹参以化少阴之瘀血，加麦冬以养少阴君火。

四诊时：睡眠质量仍不好，减少辛热之干姜、细辛、桂枝的剂量，加麦冬 20g，以养心阴。

病案 37

陈某，男。出生日期：1987 年 3 月 10 日。

首诊时间：2018 年 4 月 15 日。

主诉：2016 年 7 月出现大便频，肛门有下坠感，反复服用健脾益气、健脾化湿之类药物，效果不明显。舌质淡，右寸脉滑，关脉迟，脉沉细。

乌梅 50g	红参 10g	黄连 12g	细辛 6g
花椒 6g	当归 10g	干姜 9g	桂枝 12g

黄柏 12g　　　　　　熟附子 12g

二诊：4 月 22 日。

患者服药第一天，肛门下坠感明显好转。上方加木香 12g。

二诊：4 月 29 日。

上方加木香后效果不如上次明显，乌梅丸原方服用。

二诊：5 月 2 日。

肛门下坠感觉基本消失，继服乌梅丸原方巩固疗效。

按语：1987 年为木运不及之年，3 月 10 日为一之气太阴湿土加临厥阴风木，于 2016 年水运太过之年发病，遇 2018 太阳寒水司天之年加重，就诊于二之气阳明燥金加临少阴君火之际，乌梅丸主之。二诊时效果很好，因还有肛门下坠感觉，结合"调气则后重自除，行血则脓血自便"，所以加了木香。但事与愿违，画蛇添足，效果反而不如以前，遂继服乌梅丸原方，继服半月，诸症消失。

病案 38

李某，男。出生日期：1968 年 1 月 25 日。

首诊时间：2018 年 5 月 9 日。

主诉：夜间 2 点左右烧心，反苦水 3 个月。大便不成形，胃癌术后半年，舌质淡。

黄连 12g　　　　黄柏 6g　　　　乌梅 40g　　　　细辛 6g
花椒 3g　　　　　红参 12g　　　当归 10g　　　　干姜 6g
桂枝 12g　　　　　熟附子 9g

二诊：5 月 13 日。

夜间烧心明显好转。上方继服半月症状消失。

按语：夜间 2 点属于厥阴病欲解时，患者出生于少阳相火司天的 1968 年 1 月 25 日，一之气少阴君火加临厥阴风木，虽然 1967 年的运气刚刚结束，但是还是具有木运不及、太阳寒水的运气，又适逢太阳寒水司天的 2018 年发病，一之气为少阳相火加临厥阴风木，上热下寒，中间有厥阴风木不足的情况，乌梅丸符合了此时的运气特点。

病案 39

刘某，女。出生日期：1970 年 8 月。

就诊时间：2017 年 6 月 4 日。

主诉：夜间盗汗大半年。腰痛，夜间 2～5 点易醒，手麻木，舌质淡，脉沉细。

乌梅 40g	熟附子 10g	桂枝 9g	干姜 9g
红参 10g	细辛 6g	当归 9g	黄连 10g
黄柏 10g	花椒 3g		

二诊：2017年6月23日。

诸症好转。月经半年未至，服药后月经至。

按语：1970年8月属于太阳寒水司天，太阴湿土在泉，四之气厥阴风木加临太阴湿土，遇2017年厥阴风木不足之年，夜间2～5点属于厥阴病欲解时，乌梅丸主之。

病案 40

孙某，女。出生日期：1967年4月24日。

首诊时间：2017年7月5日。

主诉：紫外线过敏，全身皮肤瘙痒多年。畏阳光，出门需包裹面部、四肢。夜间2点易醒，腰痛腰凉，胃怕冷，心烦。末次月经2017年5月16日。

乌梅 40g	熟附子 10g	桂枝 9g	干姜 9g
红参 10g	细辛 6g	当归 9g	黄连 12g
黄柏 10g	花椒 3g		

二诊：2017年7月9日。

夜间易醒好转。腰痛，上方继服。

三诊：2017年7月14日。

皮肤过敏明显好转，白天出门无需包裹严密。仍腰痛，上方加怀牛膝30g，木瓜30g。

四诊：2017年7月18日。

皮肤紫外线过敏症状基本消失，腰痛亦好转。

按语：乌梅丸可治疗各种疑难杂症，在于其能通行六经之经气，尤其是包含厥阴风木、太阳寒水、少阴君火或者阳明燥金运气体质的人。患者出生于太阴湿土司天、太阳寒水在泉的1967年4月，二之气少阴君火加临少阴君火，就诊于木运不及的2017年，又具有乌梅丸的特征性症状——夜间2点左右易醒。所以乌梅丸具有补厥阴，散太阳之寒，清少阴君火的功效，从而达到治疗疾病的作用。

病案 41

张某，男。出生日期：1969年9月3日。

首诊时间：2018年5月4日。

主诉：上腹部胀满7年。2011年4月行肠梗阻手术，后出现上腹部胀满，在济南、北京不少大医院就诊过，反复吃药，中间服过半夏泻心汤、枳实消痞汤、白术厚朴汤等，效果似有非有，总是感觉不明显。脉沉细滑，舌苔微黄腻，舌质淡，上腹部胀满下午3～6点加重，夜间0～2点易醒。

乌梅 50g	红参 12g	黄连 12g	黄柏 6g
细辛 6g	干姜 9g	附子 12g	桂枝 10g
当归 10g	花椒 3g	炒白术 15g	厚朴 12g

共5剂。

二诊：5月9日。

症状缓解近半，原方继服。

三诊：5月15日。

上腹部胀满基本痊愈。

按语：患者每天的病情变化具有明显的时间节律性，下午阳明病欲解时以及晚上厥阴病欲解时病情都会加重，乌梅丸里的黄连有降阳明的作用，人参也有升太阴辅助降阳明的作用。

柴胡桂枝干姜汤

病案 1

耿某，女。出生日期：1959年11月5日。

首诊时间：2016年9月17日。

主诉：咯血1年余。2015年4月出现咯血，晨起4～5点易醒，舌质淡紫，苔黄腻，左寸脉弦，右关脉沉细。中心医院CT喉镜未见明显异常。

柴胡 30g	天花粉 20g	桂枝 12g	干姜 9g
黄芩 10g	牡蛎 30g	炙甘草 12g	

共5剂。

二诊：9月22日。

咯血、易醒明显好转，仍有乏力。上方加人参12g。

三诊：9月27日。

咯血进一步好转，乏力好转，夜间3点易醒。上方加乌梅50g。

四诊：10月4日。

诸症痊愈。

按语：咯血的治疗原则通常有清热凉血、益气补血、滋阴养血、清肺平肝等等。患者在这一年用此类治法疗效并不明显。说明治疗时还是要参照运气特点，

1959 年为少阳相火在泉，五之气太阴湿土加临阳明燥金，2016 年为水运太过之年，9 月 17 日临近五之气太阳寒水之际。开始的时候，我还在担心用柴胡、桂枝、干姜后会加重咯血的情况，第二天电话回访，诸症平稳，咯血减少，嘱继续服用。

三诊时睡眠由少阳病欲解时的 4～5 点易醒，提前至厥阴病欲解时的 3 点，遂原方加乌梅 50g 以养厥阴。

病案 2

王某，男。出生日期：1940 年 1 月 30 日。

首诊时间：2017 年 1 月 30 日。

主诉：肚脐周围疼痛 1 个月。便秘，胃怕凉，口苦，脉弦，左输尿管癌术后 1 年。

| 柴胡 30g | 天花粉 20g | 桂枝 12g | 干姜 9g |
| 黄芩 10g | 牡蛎 30g | 炙甘草 12g | 厚朴 15g |

共 5 剂。

二诊：2 月 4 日。

疼痛明显好转，纳差，大便乏力，上腹部胀满。上方加人参 12g，酒大黄 9g。

三诊：2 月 8 日。

诸症好转。

按语：1940 年 1 月 30 日之运气为太阳寒水司天（一阳太阳寒水对一阴太阴湿土），一之气少阳相火加临厥阴风木，符合柴胡桂枝干姜汤少阳相火合太阴湿土的病机。但是患者发病于 2016 年的六之气，厥阴风木加临太阳寒水，厥阴之上，风气见之，中见少阳，再结合胃怕凉、口苦、脉象的征象，柴胡桂枝干姜汤符合运气的病机，就诊于 2017 年的一之气太阴湿土之时，加厚朴以温中化湿行气。

二诊大便乏力，考虑中气不足，加人参以助脾气，2017 年为阳明燥金司天，故再加酒大黄以降阳明。

病案 3

高某，女。出生日期：1954 年 10 月。

首诊时间：2016 年 2 月 17 日。

主诉：上腹部胀满、嗝气、反酸 4 年，加重 20 天。口苦，大便成形，脉弦。

胃镜检查示：胆汁反流性胃炎。

| 柴胡 30g | 天花粉 20g | 黄芩 10g | 炒枳实 12g |

| 厚朴 12g | 桂枝 10g | 干姜 9g | 牡蛎 30g |

炙甘草 9g

共 7 剂。

二诊：2017 月 1 月 23 日。

上腹部胀满、嗝气、反酸等症状明显好转。

按语：患者发病在太阳寒水司天的 2012 年，出生于 1954 年的五之气少阳相火加临阳明燥金之时。临床中胃镜显示胆汁反流性胃炎的患者出生时运气大多数有厥阴风木，或者少阳相火。

病案 4

张某，女。出生日期：1964 年 12 月。

首诊时间：2017 年 4 月 7 日。

主诉：上腹部疼痛、恶心 1 年，晨起 7 点 30 加重，伴有双上肢麻木，口苦，胃怕凉。先天性心脏病瓣膜修补术后 3 年。

| 柴胡 24g | 人参 10g | 姜半夏 12g | 桂枝 12g |
| 干姜 2g | 牡蛎 30g | 天花粉 20g | 炙甘草 9g |

天麻 15g

二诊：4 月 11 日。

诸症好转，下午 5 点上腹部满闷不适，进餐后好转。上方继服。

按语：患者晨起 7 点 30 病情加重，考虑为少阳病欲解时，再结合胃怕凉的证候特点，可以直接用柴桂干姜汤。再分析运气特点：1964 年 12 月属于太阴湿土加临太阳寒水，无论是发病还是就诊的时间，都有少阳火的情况存在。

二诊时，诸症好转，仍有下午 5 点上腹部不适，但进餐后好转的情况，考虑下午是阳明病欲解时，按照虚则太阴、实则阳明的治法，进餐相当于补太阴，餐后好转，说明补太阴有效，因为原方中有人参，所以继服。

病案 5

崔某，女。出生日期：1949 年 7 月 19 日。

首诊时间：2016 年 8 月 18 日。

主诉：左后背酸胀不适 2 个月。口苦口干，有糖尿病病史，血糖 7.6mmol/L。左脉弦。

| 柴胡 30g | 清半夏 12g | 黄芩 10g | 天花粉 20g |
| 牡蛎 30g | 炙甘草 9g | 薤白 20g | 炒枳实 12g |

厚朴 12g

共 11 剂。

二诊：8 月 27 日。血压由 180/100 mmHg 降至 160/90 mmHg，左后背酸胀不适好转，仍口苦。上方继服。

三诊：9 月 8 日。

仍口苦，后背酸胀不适明显好转。

| 柴胡 30g | 桂枝 15g | 干姜 9g | 黄芩 10g |
| 天花粉 20g | 牡蛎 30g | 炙甘草 9g | |

四诊：9 月 17 日。

追诉下肢疼痛 3 年，目前好转，吃了三年的止痛药物已经停止。口苦好转，血压 160/90 mmHg。

按语：该患者出生于太阴湿土司天、太阳寒水在泉的 1949 年 7 月 19 日，三之气太阴湿土加临少阳相火，就诊于少阳相火司天、厥阴风木在泉的 2016 年，再结合舌脉，当选择柴桂干姜汤。二诊主诉症状得到缓解，但是口苦无缓解，继服，仍无缓解，遂去热性之薤白、厚朴，口苦缓解。看来运用经方，一定要符合病机，不能随便加减。可喜的是患者三年的膝关节骨质增生疼痛，也一并好转，未再口服止痛药。

病案 6

毕某，女。出生日期：1969 年 9 月。

首诊时间：2016 年 8 月 6 日。

主诉：晨起上肢浮肿半月。口苦，大便不成形。

炒白术 12g	厚朴 12g	藿香 10g	醋青皮 10g
炙甘草 9g	清半夏 12g	炮姜 9g	肉桂 9g
人参 10g	柴胡 12g		

共 5 剂。

二诊：8 月 12 日。

晨起上肢浮肿稍微好转，上方加大腹皮 30g，干姜 9g，桂枝 10g。

三诊：2017 年 3 月 6 日。

2016 年 8 月服药后上肢浮肿消失。目前感觉头后不清半月，高血压 170/120mmHg。

| 人参 12g | 天麻 20g | 砂仁 9g | 细辛 9g |
| 茯苓 20g | 姜半夏 12g | 川芎 12g | 白术 15g |

按语：现在想来，这本是一例柴胡桂枝干姜汤病证，二诊调方有效已经说明了这一点，只是初诊的时候把注意力放到了 1969 年的土运不及之年上，忽略了

晨起少阳病欲解时病情发作的特征，并且伴有口苦，大便不成形等症状。患者出生于1969年9月该年的四之气太阳寒水之时，发病于2016年的少阳相火司天之时，二者结合，当选用柴胡桂枝干姜汤。

病案 7

刘某，女。出生日期：1953年3月13日。

首诊时间：2017年8月6日。

主诉：口气重、膝关节疼痛、腰痛半月。便秘，白带多，上腹部胀满。

红参 10g	半夏 12g	黄连 9g	炒枳实 12g
苁蓉 15g	怀牛膝 15g	熟地黄 10g	当归 10g
白芍 12g	木瓜 20g	乌梅 20g	鹿角霜 15g
炙甘草 10g			

二诊：8月11日。

膝关节疼痛、腰痛稍微好转，上腹部仍胀满，白带多，小腹胀痛，口苦，舌质淡，脉弦。

柴胡 30g	半夏 12g	桂枝 12g	干姜 9g
生牡蛎 30g	黄芩 10g	红参 10g	炙甘草 9g
天花粉 15g			

三诊：8月16日。

膝关节可以轻松下蹲，白带减少，口苦、腹胀明显好转。

按语：2017年为木运不及之年，腰府失养，故膝关节疼痛、腰痛；就诊时处于四之气太阳寒水加临太阴湿土，湿气偏重，故口气重，白带多；1953年为火运不及之年，脾阳不运，脾虚气滞，故上腹部胀满。初诊时以枳实消痞散加苁蓉牛膝汤化裁。

二诊时出现口苦，脉弦等少阳证的症状，又加上处于四之气太阳寒水时，所以病机变成了柴胡桂枝干姜汤的病机。

病案 8

高某，男。出生日期：1962年5月。

首诊时间：2017年8月23日。

主诉：胸痛半年，并向右肩关节放射。伴有胸闷，胃怕凉，嗝气，舌质淡，脉弦细。

柴胡 30g	红参 10g	法半夏 10g	天花粉 15g
桂枝 15g	干姜 9g	牡蛎 30g	黄芩 10g

炙甘草 10g　　　　厚朴 15g

二诊：9 月 10 日。

服药后胸闷症状明显好转。上方继服。

按语：患者胸痛时向右肩关节放射，出生于少阳相火司天的 1962 年，发病时为二之气太阴湿土之际，考虑是胆囊炎发作，就诊时间是在 2017 年的四之气太阳寒水加临太阴湿土之时，所以柴桂干姜汤加温中化湿的厚朴，几乎是药到病除。

病案 9

周某，男。出生日期：1939 年 8 月。

首诊时间：2018 年 2 月 4 日。

主诉：晨起出虚汗 1 个月。食凉后咯痰，晨起口苦，入眠困难。舌质淡，右寸脉弦，右关脉沉细。

柴胡 30g	黄芩 10g	桂枝 12g	干姜 9g
牡蛎 30g	木瓜 30g	厚朴 15g	天花粉 12g
炙甘草 10g			

二诊：2 月 11 日。

诸证好转。上方加茯神 20g。

按语：少阳病，欲解时，从寅至辰时，即 3～9 时。患者晨起出现虚汗，考虑为少阳病欲解时的症状。患者出生于 1939 年的四之气太阳寒水加临太阴湿土之际，发病于太阳寒水司天的 2018 年，2 月正值一之气少阳相火加临厥阴风木，有少阳，有太阳寒水，故柴胡桂枝干姜汤符合此时的运气病机特点。

柴胡剂

病案 1

王某，女。出生日期：1956 年 1 月 10 日。

首诊时间：2016 年 12 月 19 日。

主诉：上腹部疼痛伴有呕吐 1 周。舌苔黄腻，脉弦。

| 柴胡 24g | 清半夏 12g | 生姜 3g | 黄芩 10g |
| 通草 12g | 黄连 9g | 大枣 10g | 干姜 9g |

二诊：12 月 23 日。

无腹痛。

按语：1956 年 1 月 10 日，为太阳寒水向少阳相火司天转化，2016 年又是少阳相火司天，厥阴风木在泉之年，厥阴之上，风气治之，中见少阳，12 月为厥阴风木加临太阳寒水，予以柴胡桂枝干姜汤化裁。又因 2016 年水运太过，加黄连，取该年的运气方黄连茯苓汤之意。

病案 2

孟某，女。出生日期：1958 年 10 月。

首诊时间：2016 年 5 月 19 日。

主诉：眩晕多年，加重 3 天。入睡困难，凌晨 4 点易醒，便秘，脉弦。

| 柴胡 15g | 人参 10g | 黄芩 10g | 川芎 12g |
| 天麻 15g | 炒枳壳 12g | 清半夏 10g | 炙甘草 9g |

共 7 剂。

二诊：2017 年 2 月 9 日。

自从去年服药后眩晕明显好转，睡眠亦改善。

按语：门诊像这种服用几服药改善后，很长时间不再及时二诊的患者不在少数，该患者就是大半年后才因为其他事情就诊的。患者就诊于 2016 年 5 月，少阳相火司天，二之气太阴湿土加临少阴君火之际，凌晨 4 点易醒是少阳病欲解时，所以用小柴胡汤来和解少阳，加天麻来平肝降逆化痰。

病案 3

孙某，女。出生日期：1932 年 11 月。

首诊时间：2017 年 4 月 25 日。

主诉：上腹部胀满 1 个月。

现病史：上腹部胀满。伴有嗝气，便秘，舌苔黄腻，脉弦滑。

柴胡 20g	姜半夏 12g	炒枳实 15g	黄芩 10g
生姜 9g	酒大黄 9g	炒白芍 10g	竹茹 3g
通草 9g	茯神 20g	赭石 15g	炙甘草 9g

共 4 剂。

二诊：4 月 29 日。

上腹部胀满明显好转，嗝气、便秘及入眠困难皆有好转。

按语：1932 年 11 月为厥阴风木在泉之时，厥阴之上，风气治之，中见少阳。2017 年 4 月属于阳明燥金司天，为二之气少阳相火加临少阴君火之际，再结合舌脉，为少阳阳明合病，大柴胡汤化裁得效。

病案 4

董某，女。出生日期：1942 年 12 月。

首诊时间：2016 年 6 月 1 日。

主诉：寒热往来 20 天。口苦口干，咽干，上腹部胀满，失眠，舌质红，脉弦。

柴胡 30g	清半夏 10g	黄芩 10g	石膏 30g
炒枳实 10g	厚朴 15g	酒大黄 9g	炙甘草 9g

共 3 剂。

二诊：6 月 3 日。

无寒热往来，上腹部胀满好转，反酸，口苦，心烦。

柴胡 30g	清半夏 10g	黄芩 10g	炒枳实 10g
厚朴 15g	栀子 10g	炙甘草 9g	天花粉 15g

共 4 剂。

三诊：6 月 7 日。

痊愈。

按语：就诊时值少阳相火加临少阳相火之际，患者出生于 1942 年 12 月，为阳明燥金在泉之时，少阳、阳明合病，大柴胡汤加石膏增降阳明之功。

二诊时少阳基本得解，出现心烦、腹胀满的栀子厚朴汤证，随小柴胡汤加栀子厚朴化裁而愈。

病案 5

耿某，男。出生日期：1935 年 12 月。

首诊时间：2016 年 10 月 26 日。

主诉：咳嗽 1 个月，咳嗽则小腹两侧疼痛，夜间咳嗽加重。便秘，舌质红，苔微黄腻，脉弦。

柴胡 20g	大黄 9g	炒枳实 12g	黄芩 10g
清半夏 9g	白芍 20g	炙甘草 10g	生姜 0g
大枣 10g	麦冬 20g		

共 4 剂。

二诊：10 月 29 日。

咳嗽疼痛明显好转，口干，上方加天花粉 20g。

共 5 剂。

按语：按照传统思路辨证，该咳嗽既不属于外感咳嗽，也不属于内伤咳嗽。当运用运气思路来分析：患者出生于 1935 年 12 月，为少阳相火在泉之时，就诊于 2016 年 10 月，为太阳寒水加临阳明燥金之时，从舌脉上看，排除了太阳寒水的发病病机，少阳、阳明合病应选大柴胡汤。咳嗽时小腹两侧疼痛也说明是肝胆经的问题，"五脏六腑皆令人咳，非独肺也"。

病案 6

贾某，男。出生日期：1980 年 12 月。

首诊时间：2018 年 03 月 11 日。

主诉：上腹部不适胀满多年。伴有腹泻，胃怕凉，恶心，性功能下降 2 个月，尿频尿急。

补骨脂 12g	肉豆蔻 9g	吴茱萸 6g	炙甘草 9g
通草 10g	茯苓 20g	木香 15g	清半夏 10g
炒杏仁 10g	薏苡仁 30g	黄柏 15g	滑石 15g
淡竹叶 30g	厚朴 15g	防风 12g	

二诊：3 月 25 日。

上腹部胀满好转。仍腹泻，尿急尿频，中午乏力。

柴胡 24g	炒枳实 12g	炙甘草 12g	炒白芍 20g
木瓜 30g	黄柏 24g		

二诊：4 月 1 日。

上腹部胀满、尿急、尿频好转，肚脐喜按，脉弦，舌质红，微腻，阴囊潮湿。

柴胡 30g	炒枳实 12g	炙甘草 12g	炒白芍 20g
黄柏 24g			

按语：患者初诊时服用的是四神丸合三仁汤化裁，除了上腹部胀满稍有好转外，腹泻、尿频尿急症状没有得到丝毫改善。重新审视运气病机，1980 年 12 月厥阴风木在泉，2018 年 3 月，太阳寒水司天，一之气少阳相火加临厥阴风木，厥阴风木不足，太阳之气机无法疏发，阳气内郁，逼迫寒湿之气从二边外泄，故二诊选用四逆散加清泻下焦湿热的黄柏。

《伤寒论》第 318 条："少阴病，四逆，其人或咳，或悸，或小便不利，或腹中痛，或泄利下重者，四逆散主之。"

血府逐瘀汤

病案 1

关某，女。出生日期：1947 年 3 月。

首诊时间：2016 年 6 月 22 日。

主诉：头部、颈部疼痛多年。恶心，眩晕，上腹部胀满，舌质红，左脉弦，右脉沉细。

柴胡 15g	桔梗 10g	牛膝 12g	炒枳实 10g
川芎 12g	当归 10g	生地黄 15g	赤芍 20g
桃仁 10g	红花 10g	人参 10g	

共 7 剂。

二诊：6 月 29 日。

诸症好转。右上肢麻木，上方加鸡血藤 20g。

按语：1947 年 3 月为厥阴风木司天，一之气阳明燥金之时，就诊之时为少阳相火司天之时，血府逐瘀汤看似有活血化瘀的作用，但我们用顾植山老师的三阴三阳开合枢图分析，其实这个方具有开少阳降阳明的作用。

病案 2

朱某，女。出生日期：1957 年 8 月。

首诊时间：2017 年 6 月 30 日。

主诉：眩晕反复发作多年，加重 1 周。夜间入眠困难，腰痛怕冷，心率 57 次／分，舌质淡，脉弦。

柴胡 12g	桔梗 10g	牛膝 15g	炒枳实 12g
川芎 9g	当归 10g	生地黄 15g	赤芍 12g
桃仁 10g	红花 9g	琥珀 9g	

共 7 剂。

二诊：7 月 7 日。

眩晕明显好转，腰痛，腰冷、失眠好转。上方加鹿角霜 20g，肉苁蓉 20g，木瓜 20g。

按语：血府逐瘀汤具有降阳明的作用，患者反复眩晕，阳明不降，阳不入阴，故夜寐困难；阳不入阴，下焦得不到温煦，故腰疼怕凉。患者出生与就诊之日皆有阳明燥金之运气，所以血府逐瘀汤符合患者的病机。

病案 3

田某，女。出生日期：1943 年 10 月 29 日。

首诊时间：2017 年 2 月 17 日。

主诉：咳嗽 1 月余。伴有胸闷气短，便秘，上腹部胀满，脉弦。

| 柴胡 15g | 桔梗 10g | 牛膝 15g | 枳壳 12g |

川芎 9g	当归 10g	生地黄 15g	赤芍 10g
桃仁 10g	红花 9g	炙甘草 9g	

二诊：2 月 22 日。

咳嗽及诸症好转，上方继服。

按语：咳嗽分外感咳嗽、内伤咳嗽，但是该患者皆不属于二者，该患者为阳明气机不降，阳明不降，太阴不升，导致出现咳嗽、胸闷气短、便秘、上腹部胀满。1943 年 10 月属于五之气阳明燥金加临阳明燥金，适逢 2017 年为阳明燥金之年，加重阳明气机不降之病机。

病案 4

盛某，女。出生日期：1957 年 5 月。

首诊时间：2016 年 9 月 14 日。

主诉：胸闷 3 个月。有高血压病史，便秘，左寸脉沉细、关脉弦滑，右关脉沉细。

柴胡 15g	桔梗 10g	牛膝 15g	枳壳 12g
川芎 10g	当归 10g	生地黄 15g	赤芍 12g
桃仁 10g	红花 9g	麦冬 20g	人参 10g

共 6 剂。

二诊：9 月 20 日。

胸闷及便秘好转，心率由 47 次 / 分增加到 51 次 / 分。上方继服。

三诊：9 月 27 日。

胸闷明显好转。

按语：根据该患者的症状、舌苔及脉象诊断为胸痹。众所周知，血府逐瘀汤可以治疗胸痹。其实，舌苔和脉象也是运气的反应，我们要知其然，还要知其所以然。患者出生于阳明燥金司天，少阴君火在泉的 1957 年，本身具有发生胸痹的先天因素，发病适逢寒水流行、邪害心火的 2016 年，四之气为阳明燥金加临太阴湿土，种种因素诱发了胸痹的发作。

病案 5

李某，出生日期：1954 年 4 月。

首诊时间：2016 年 11 月 3 日。

主诉：左乳腺癌术后 11 年，右侧乳房疼痛 3 年。右脉沉细，左脉涩。

柴胡 15g	桔梗 10g	牛膝 12g	枳壳 12g
川芎 9g	当归 10g	生地黄 15g	赤芍 12g

| 桃仁 10g | 红花 10g | 炙甘草 9g | 丝瓜络 10g |

共 7 剂。

二诊：11 月 10 日。

乳房疼痛明显好转。

三诊：11 月 24 日。

胸闷、心烦及乏力好转，上方加红参 10g。

按语：患者左侧乳腺癌术后，右侧乳房却疼痛，看似这两个症状没有关系，但是我们用气机升降规律去分析的话，还是有联系的。患者出生于少阴君火司天的 1954 年，发病于同样是少阴君火司天的 2014 年，少阴君火配阳明燥金，二阴配二阳，左侧厥阴受损，影响到右侧阳明不降。血府逐瘀汤的药物组成包含了调理厥阴经的四物汤，通过调理左侧厥阴，达到治疗右侧阳明不降的目的。

病案 6

高某，女。出生日期：1969 年 11 月 10 日。

首诊时间：2016 年 11 月 29 日。

主诉：左膝关节内侧疼痛伴腰痛 1 个月。舌质淡，有紫斑，脉涩。

柴胡 15g	桔梗 10g	牛膝 15g	枳壳 12g
川芎 9g	当归 10g	生地黄 15g	赤芍 12g
桃仁 10g	红花 10g	醋乳香 10g	醋没药 10g
威灵仙 10g

二诊：12 月 6 日。

诸痛明显好转。继服一周巩固疗效。

按语：患者左膝关节内侧疼痛出现时间不长，考虑是内侧副韧带炎，内侧副韧带所在部位属于肝经循行经过之处。患者出生于 1969 年 11 月，为少阴君火在泉，五之气厥阴风木加临阳明燥金之时，又逢 2016 年 11 月为厥阴风木在泉，五之气太阳寒水加临阳明燥金之时，可以说疼痛与厥阴经受寒有关，故选用血府逐瘀汤加威灵仙以温通经络。

病案 7

肖某，男。出生日期：1960 年 3 月 11 日。

首诊时间：2016 年 11 月 17 日。

主诉：咳嗽伴咽痒 12 年。上腹部胀满，舌质淡紫，脉沉细涩。

| 人参 10g | 姜半夏 12g | 黄连 9g | 黄芩 10g |
| 生姜 9g | 干姜 6g | 炙甘草 9g | 大枣 10g |

| 厚朴 15g | 旋覆花 12g | 乌梅 30g | 炒枳实 12g |

共 7 剂。

二诊：11 月 25 日。

咳嗽无明显改善。

柴胡 15g	桔梗 10g	牛膝 15g	枳壳 12g
川芎 6g	当归 10g	生地黄 15g	赤芍 12g
桃仁 10g	红花 6g	人参 10g	

共 7 剂。

三诊：12 月 5 日。

咳嗽明显好转，但晨起 4～5 点加重，舌淡紫，脉弦。上方加竹茹 12g，车前子 20g。

四诊：12 月 16 日。

晨起 4～5 点咳嗽好转，仍有咽痒，加旋覆花 10g。

按语：该患者初诊时辨证就是错误的，并不是因为脾胃不和导致气机不降而出现的咳嗽，虽然半夏泻心汤也可以治疗这种顽固性咳嗽，但是该患者基本无效。再分析运气，1960 年属于少阴君火司天之时，2005 年属于阳明燥金司天之时，血府逐瘀汤可以起到降阳明的作用，患者服用 1 周后咳嗽明显好转，只出现晨起少阳病欲解时的咳嗽，加竹茹、车前子以清少阳之火，共利 2016 年之太过之水，二诊时晨起咳嗽即好转。

病案 8

刘某，女。出生日期：1963 年 6 月。

首诊时间：2016 年 12 月 24 日。

主诉：眩晕 4 个月。伴有多梦口干，健忘心烦，眼睛干涩，乏力，下肢不适，便秘质黏。甘油三酯 8.0mmol/L，舌质淡暗，有瘀斑，脉弦。

柴胡 15g	桔梗 10g	牛膝 15g	枳壳 12g
川芎 10g	当归 10g	生地黄 15g	赤芍 20g
桃仁 10g	红花 10g	炙甘草 9g	制远志 10g
黄连 9g			

二诊：12 月 30 日。

眩晕等诸症好转，原方继服。

三诊：2017 年 1 月 6 日。

诸症明显好转，乳房疼痛，血压 150/90mmHg。

| 柴胡 15g | 桔梗 10g | 牛膝 15g | 枳壳 12g |

川芎 10g	当归 10g	生地黄 15g	赤芍 20g
桃仁 10g	红花 10g	炙甘草 9g	制远志 10g
黄连 9g	丝瓜络 15g	郁金 15g	

按语：该患者初诊时服用的血府逐瘀汤加减，血府逐瘀汤在平时我们是来治疗冠心病心血瘀阻的，但是顾植山老师根据三阴三阳的开阖枢图，认为血府逐瘀汤具有降阳明的作用。患者发病是在 2016 年的四之气，阳明燥金之时，而 1963 年 6 月亦是阳明燥金之时，所以选用血府逐瘀汤来降阳明而达到治疗眩晕的作用。

温经汤

病案 1

夏某，女。出生日期：1977 年 7 月 20 日。

首诊时间：2016 年 5 月 26 日。

主诉：严重失眠、健忘心烦 1 年。月经量多，膝关节麻木怕冷、疼痛，便秘，手心发热。末次月经 5 月 15 日，舌质红，少苔，脉细。

麦门冬 30g	吴茱萸 9g	当归 10g	川芎 6g
白芍 10g	人参 10g	桂枝 10g	牡丹皮 6g
炮姜 6g	炙甘草 9g	清半夏 10g	阿胶 12g

共 7 剂。

二诊：8 月 2 日。

失眠、心烦明显好转。

按语：《灵枢·邪客》云："今厥气客于五脏六腑，则卫气独卫其外，行于阳，不得入于阴。行于阳则阳气盛，阳气盛则阳跷陷；不得入于阴，阴虚故目不瞑。"该患者属于阴血不足，虚火上扰之证候，出生于 1977 年厥阴风木不足之年，就诊于少阳相火司天，厥阴风木在泉之年，患者服用的是平时治疗女性痛经的温经汤，竟获痊愈。我们应用温经汤的时候，首先要分析其中十一味药的归经，才能做到合理应用。临床应用温经汤，上焦应有少阴君火或者阳明燥金的征象，另外还要具有厥阴风木不足，太阴不足或是太阳寒水的症状。依据这些情况，我们就可以轻松应用温经汤。

病案 2

王某，女。出生日期：1986 年 8 月 15 日。

首诊时间：2017 年 4 月 8 日。

主诉：面部扁平疣伴瘙痒半年。痛经，四肢发凉，腰痛，腰冷，便秘，入眠困难。

麦门冬 30g	吴茱萸 9g	当归 10g	川芎 6g
白芍 10g	人参 10g	桂枝 12g	牡丹皮 10g
生姜 9g	炙甘草 9g	清半夏 10g	阿胶 10g

二诊：4 月 22 日。

诸症改善，上方继服。

三诊：4 月 29 日。

面部扁平疣等诸症明显好转。现咳嗽，夜间 1 点口干、咳嗽加重，舌质淡红，脉沉细。

乌梅 30g	五味子 9g	蝉蜕 10g	银柴胡 10g
生地黄 15g	西洋参 10g	艾叶 10g	桑叶 20g
菊花 10g			

按语：患者以面部扁平疣伴瘙痒为主诉就诊，也具有痛经，腰冷，入眠困难等上热下寒的症状。患者的出生之时的运气为水运太过之年，厥阴风木在泉，四之气阳明燥金加临太阴湿土；发病时的运气正值五之气太阳寒水加临阳明燥金，厥阴风木在泉，就诊时也具有厥阴风木不足的证候。患者症状看似上热下寒，从六经辨证上看属于厥阴病，涉及到少阴心、少阴肾经，太阴经以及太阳经的问题。

二诊时出现夜间厥阴病欲解时咳嗽，此时没有乌梅丸的适应证，服用的自拟方是根据已故老中医祝堪予的过敏煎化裁而成。

病案 3

高某，女。出生日期：1985 年 3 月 24 日。

首诊时间：2017 年 1 月 7 日。

主诉：痛经 2 年余。2014 年 7 月 15 日产后出现下肢膝关节疼痛，夜间 12 点易醒，小腹发冷，腰痛，大便不成形，舌淡红紫，苔微黄腻，脉细。末次月经 2016 年 12 月 10 日。

麦冬 30g	吴茱萸 6g	当归 10g	川芎 6g
白芍 10g	人参 10g	桂枝 12g	牡丹皮 10g
生姜 9g	炙甘草 9g	清半夏 10g	阿胶 12g
黄连 9g			

共 5 剂。

二诊：1 月 12 日。

小腹发冷、腰痛及夜间易醒的情况有明显改善，膝关节疼痛好转。

三诊：2 月 2 日。

诸症明显好转。咳嗽，咽部不适，齿松动，舌苔微黄。黄连改 6g 继服，巩固疗效。

按语：在老百姓眼里，中医就是慢郎中，我们通过运气学说证明，中医绝对不是慢郎中，即使几年几十年的病，只要运气对了证，效如桴鼓。该患者出生于太阴湿土司天，太阳寒水在泉的 1985 年，刚过春分，正值一之气厥阴风木向少阴君火转化之时，发病于少阴君火司天，阳明燥金在泉之时，就诊于六之气厥阴风木加临太阳寒水之时。患者的舌苔有点黄腻，考虑与该年水运太过有关系，用温经汤加黄连治疗。

半夏厚朴生姜甘草人参汤

病案 1

魏某，男。出生日期：1970 年 8 月 24 日。

首诊时间：2016 年 8 月 16 日。

主诉：咳嗽，咽痒、咽部异物感 1 个月。夜间 12 点易醒，舌质淡，苔微黄腻，脉沉细。

人参 10g	姜半夏 10g	厚朴 15g	僵蚕 10g
威灵仙 10g	炙甘草 9g	黄连 9g	生姜 10g
乌梅 30g			

共 4 剂。

二诊：8 月 20 日。

咳嗽、咽痒、咽部异物感明显好转。

按语：《伤寒论·辨太阳病脉证并治》："发汗后，腹胀满者，厚朴生姜半夏甘草人参汤主之。"这里的腹胀满是由于发汗之后伤及胃阴，由胃及脾，是虚胀、是虚满。该患者咳嗽、咽痒，咽部异物感也是由于脾虚，阳明不降，痰湿阻滞于咽部。患者出生于 1970 年 8 月，为太阴湿土在泉，四之气厥阴风木加临太阴湿土之时，此时正是暑天暑湿之气旺盛之时；发病时亦是在 2016 年的暑湿之季，下半年为厥阴风木在泉之时，所以在厚朴生姜半夏甘草人参汤的基础上加乌梅以补厥阴，加黄连以取该年的运气方黄连茯苓汤之意。

病案 2

张某，女。出生日期：1961 年 10 月 5 日。

首诊时间：2015 年 12 月 15 日。

后背胀痛、嗝气、上腹部胀满半年。夜间尿频、手麻木。

人参 10g	姜半夏 12g	黄连 6g	白芷 10g
干姜 6g	枳壳 3g	厚朴 15g	木瓜 30g
甘草 9g	川芎 9g	天麻 15g	

共 4 剂。

二诊：12 月 19 日。

后背胀痛、嗝气、上腹部胀满、夜间尿频及手麻木好转，仍感觉头痛。上方加葛根 30g，柴胡 10g，干姜 9g。

共 7 剂。

按语：1961 年下半年为太阳寒水在泉，易伤阳气，脾阳受损，10 月份正值五之气阳明燥金加临阳明燥金，这样容易出现脾胃不和的情况，2015 年又是太阳寒水在泉之年，加重脾阳虚的情况，所以运用半夏泻心汤合厚朴生姜半夏甘草人参汤化裁。

二诊时：仍感觉头痛，考虑太阳寒水太过所致，清阳不升，加葛根、柴胡升举阳气，同时加重干姜用量以温补脾阳。

病案 3

王某，男。出生日期：1951 年 8 月 27 日。

首诊时间：2017 年 3 月 16 日。

主诉：反酸几十年，加重 7 年。舌质淡，苔白腻微黄，脉沉细滑。高血压病史 20 年。

人参 10g	清半夏 12g	厚朴 15g	生姜 10g
炙甘草 9g	吴茱萸 9g	黄连 6g	檀香 9g
海螵蛸 20g	浙贝母 10g		

二诊：3 月 23 日。

反酸明显好转，血压逐渐稳定。上方继服。

三诊：3 月 30 日。

无反酸，血压维持在 135/80mmHg。

按语：患者出生于 1951 年四之气太阳寒水加临太阴湿土之时，就诊于 2017 年一之气太阴湿土之时，暑多挟湿，易耗气伤阴，所以治疗以健脾益气、化湿行气为主；患者就诊于 2017 年的一之气太阴湿土加临厥阴风木之时，胆胃不和以左金丸化裁，以乌贝散加强止酸。一周后患者的反酸不仅明显改善，甚至血压也得到了稳定。

病案 4

杨某，男。出生日期：1943 年 12 月。

首诊时间：2016 年 9 月 1 日。

主诉：右侧腹痛 1 个月。舌质淡，脉沉细。

人参 10g	干姜 12g	桂枝 12g	姜半夏 10g
厚朴 15g	细辛 6g	炙甘草 9g	沉香 9g

二诊：9 月 8 日。

腹痛明显好转。

按语：1943 年 12 月为太阳寒水在泉，六之气太阳寒水加临太阳寒水。寒水太过易伤阳气，2016 年 9 月为阳明燥金加临太阴湿土，根据舌苔脉象分析，虚则太阴，实则阳明，以温补脾阳为主。

半夏泻心汤

病案 1

聂某，男。出生日期：1967 年 4 月。

首诊时间：2017 年 5 月 25 日。

主诉：咽部有阻塞感大半年。2016 年 9 月出现咽部阻塞感，伴有气短，大便不成形，质黏，舌质淡，苔微黄腻，脉沉细。

人参 10g	姜半夏 10g	黄连 12g	茯苓 20g
厚朴 15g	威灵仙 10g	乌梅 40g	木瓜 30g
通草 12g	生姜 9g	黄芩 10g	

共 7 剂。

二诊：6 月 1 日。

诸症好转，上方继服。

三诊：7 月 5 日。

诸症好转大半，未再服药。

按语：1967 年 4 月为太阴湿土司天，二之气少阴君火加临少阴君火，2016 年 9 月为四之气阳明燥金加临太阴湿土，结合症状考虑患者是脾胃不和，但脉沉细，就诊时间又是在木运不及的 2017 年，同样，1967 年亦是木运不及之年，所以在半夏泻心汤的基础上又加了乌梅 40g，木瓜 30g，以泻甲木，补肝体。

病案 2

孙某，女。出生日期：1962 年 9 月 6 日。

首诊时间：2016 年 11 月 24 日。

主诉：失眠半年。自 4 月开始无明显原因出现入眠困难，大便不成形，肠鸣，晨起嗝气，上腹部胀满，舌质淡，苔微黄腻，脉沉细。

人参 10g	姜半夏 9g	黄连 12g	黄芩 10g
生姜 10g	干姜 9g	炙甘草 10g	大枣 10g
炒枳实 12g	乌梅 40g		

二诊：11 月 29 日。

夜间入眠困难等诸症好转，夜间 2 ～ 3 点烦热，上方加黄柏 12g。

按语：《素问·逆调论篇》："胃不和则卧不安。""阳明者胃脉也。胃者六腑之海，其气亦下行。阳明逆不得从其道，故不得卧也。"虚则太阴，实则阳明。患者发病于 2016 年 4 月，二之气为太阴湿土加临少阴君火，出生于 1962 年 9 月，四之气为阳明燥金加临太阴湿土。结合二者分析，患者具有脾胃不和的病机，以半夏泻心汤加减。考虑到就诊时为 2016 年下半年，厥阴风木在泉之时，再加乌梅以养厥阴，人卧血归于肝，以增加睡眠的质量。二诊时入眠困难虽然好转，但是出现了厥阴病欲解时的烦热，分析是湿热扰肝，加黄柏以泻肾火从而达到泻肝火的作用。

白术厚朴汤

病案

杨某，男。出生日期：1999 年 5 月 29 日。

首诊时间：2016 年 7 月 18 日。

主诉：后背痤疮 1 年。舌苔白腻，脉濡。

炒白术 20g	厚朴 12g	藿香 10g	醋青皮 12g
姜半夏 12g	炮姜 6g	炙甘草 9g	肉桂 9g

共 7 剂。

二诊：7 月 27 日。

后背痤疮明显消失。

按语：痤疮患者大多数属于湿气较重，痤疮是湿气外排的一种自我调节，但是外排多了，或者路径不对，就影响美容了。患者出生于 1999 年，为土运不及之年，又加上处于青春期，出现痤疮也是理所当然的事情。这是土运不及，脾湿内生，遇到 2015 年太阴湿土司天之时，症状加重。所以选用土运不及之年的运气方白术厚朴汤。

枳实消痞汤

病案

梁某，女。出生日期：1975年10月8日。

首诊时间：2016年8月1日。

主诉：便秘多年。大便不成形，舌质淡，苔白腻微黄，脉沉细。

人参10g	木香10g	清半夏12g	炒枳实10g
黄连6g	厚朴15g	炙甘草9g	乌梅30g

共5剂。

二诊：8月6日。

诸症好转。上方加生白术20g，巩固疗效。

按语：该患者属于虚秘，1975年为金运不及之年，虚则补其母，所以以健脾行气为主；患者就诊于2016年，为水运太过之年，舌苔微黄腻，所以加黄连以祛湿浊；由于患者出生于1975年的五之气厥阴风木之时，就诊亦是在2016年下半年厥阴风木在泉之时，所以加乌梅以酸化阴。二诊时加生白术以加强健脾，生白术既健脾也可以润肠。

清暑益气汤

病案1

刘某，女。出生日期：1990年3月29日。

首诊时间：2016年8月27日。

主诉：右侧颈部淋巴结肿大20天。伴有夜间低热，大便费力。舌质淡，苔白腻，脉沉细数。

人参10g	黄芪20g	当归10g	炒白术10g
苍术10g	升麻10g	葛根20g	泽泻12g
炒神曲20g	麦冬10g	五味子6g	炙甘草9g
连翘30g	炒枳实12g	竹茹10g	

二诊：9月1日。

颈部淋巴结肿大及夜间低热好转。上方继服。

三诊：9月8日。

淋巴结消失，面部出现痤疮，上方去人参、黄芪，加酒大黄 9g。

当归 10g	白术 12g	苍术 12g	升麻 10g
葛根 20g	泽泻 10g	炒神曲 20g	麦冬 10g
五味子 6g	炙甘草 9g	连翘 30g	炒枳实 12g
酒大黄 9g			

按语：2016 年水运太过，四之气夏季太阴湿土偏旺，阳明燥金偏旺。而 1990 年 3 月 29 日为一之气太阳寒水刚刚结束，二之气厥阴风木开始之时。实则阳明，虚则太阴，实则少阳，虚则厥阴，颈部两侧是足阳明胃经和足少阳胆经巡行的部位，暑湿之气蕴结在胆胃二经，所以选用清暑益气汤加炒枳实、竹茹泻少阳郁火。

病案 2

张某，女。出生日期：1970 年 9 月 5 日。

首诊时间：2017 年 7 月 24 日。

主诉：晨起眼睑、手浮肿半月。腰痛，腰冷，左膝关节发冷，下肢沉重，舌质淡，苔白腻，脉洪缓。

人参 10g	黄芪 20g	当归 10g	炒白术 10g
苍术 15g	升麻 10g	葛根 20g	泽泻 20g
炒神曲 20g	五味子 6g	炙甘草 9g	醋青皮 12g
陈皮 12g	黄柏 10g	大腹皮 20g	

二诊：7 月 29 日。

诸症好转，右手胀加木瓜 30g。

按语：清暑益气汤系李东垣所创，见于《内外伤辨惑论·暑伤胃气论》。东垣以《素问》"气虚身热，得之伤暑"立论，并进一步指出"时当长夏，湿热大胜。"虚人而感暑之气，症见四肢困倦，精神短少，懒于动作，胸满气促，身热而烦，大便溏而频，小便黄而少，不思饮食，自汗，体重，舌淡，齿痕，苔腻口粘，脉虚大或洪缓。该患者的发病于该年的四之气太阴湿土加临太阳寒水之时，出生于 1970 年 9 月，处于长夏的四之气太阴湿土之时，下半年亦是太阴湿土在泉之时，因此患者体内湿气还是比较旺盛的，遇到 2017 年阳明燥金司天，太阳寒水与太阴湿土之时，暑湿之气耗气伤阴，非李东垣的清暑益气汤莫属。

病案 3

宋某，女。出生日期：1988 年 9 月 21 日。

首诊时间：2016 年 9 月 6 日。

主诉：便秘半月。自 8 月 23 日开始出现大便费力，不成形，四肢有水泡，伴有月经量少，舌质淡苔白腻，脉沉细。

人参 10g	黄芪 20g	当归 10g	炒白术 10g
苍术 12g	升麻 12g	葛根 20g	泽泻 10g
炒神曲 20g	黄柏 10g	麦冬 10g	五味子 9g
炙甘草 9g			

二诊：9 月 13 日。

便秘好转，四肢水泡亦明显好转。上方继服。

按语：患者的便秘发生在 2016 年水运太过之年的长夏之际，而 1988 年 9 月也属于太阴在泉之时，客气厥阴风木，四之气主气太阴湿土，湿气不去，易阻遏阳气。清暑益气汤既能祛湿又能补气，补气不助湿，祛湿不伤阴。

病案 4

魏某，男。出生日期：1959 年 1 月 11 日。

首诊时间：2016 年 9 月 27 日。

主诉：夜间盗汗 10 天。夜间 2 点易醒，胃怕冷，后背不适，舌质淡，苔白腻，脉沉细。

人参 10g	黄芪 20g	当归 10g	炒白术 10g
苍术 12g	升麻 9g	葛根 10g	泽泻 10g
炒神曲 20g	麦冬 10g	五味子 9g	炙甘草 9g
醋青皮 10g	陈皮 10g	黄柏 10g	

二诊：9 月 30 日。

盗汗痊愈，后背不适好转，夜间 2 点仍易醒。上方加乌梅 30g。

按语：患者发病在 9 月 20 日以前，于 2016 年的四之气中，主气太阴湿土，客气阳明燥金，从舌苔脉象上看，属于暑湿之气耗气伤阴之证，清暑益气汤可以主之，故服用一周后盗汗消失。二诊时仍然是夜间 2 点易醒，为厥阴病欲解时，加乌梅 30g 以养肝。

三仁汤

病案

吕某，女。出生日期：1977 年 10 月 10 日。

首诊时间：2016 年 8 月 30 日。

主诉：尿频 4 个月。大便质黏，口干，舌质淡，苔黄腻，脉滑。所有实验室检查未见阳性结果。

薏苡仁 30g	清半夏 12g	厚朴 15g	淡竹叶 10g
滑石 20g	通草 12g	黄连 6g	甘草 9g
茯苓 20g	白豆蔻 10g		

共 7 剂。

二诊：9 月 6 日。

尿频明显好转，上方继服。

按语：该类型患者在临床上非常多见，尤其是女性患者，用三仁汤化裁疗效显著。从五运六气角度分析其病机，1977 年 10 月为五之气太阴湿土加临阳明燥金，2016 年本身就是水运太过之年，发病应该是在该年的二之气太阴湿土之际，水湿下注，阻于三焦，膀胱气化不利，出现尿频。

大小续命汤

病案 1

赵某，男。出生日期：1949 年 10 月。

首诊时间：2016 年 3 月 29 日。

主诉：右侧肢体麻木伴发热 1 个月，头脑不清。既往高血压病史，蛛网膜下腔出血史 3 年。右寸脉浮，关脉沉细。

麻黄 12g	桂枝 10g	苦杏仁 10g	炙甘草 9g
防风 10g	石膏 30g	人参 10g	川芎 9g
当归 10g	附子 5g	炒白芍 10g	牛膝 15g

共 5 剂。

二诊：4 月 2 日。

右上肢麻木伴发热、头脑不清明显好转。上方继服一周。

三诊：2017 年 7 月 5 日。

二诊后前症痊愈。现活动后胸闷 10 天，夜间 2 点易醒。

乌梅 50g	附子 12g	干姜 9g	人参 10g
桂枝 10g	细辛 6g	当归 10g	黄柏 10g
黄连 12g	花椒 6g		

共 7 剂。

四诊：7 月 12 日。

胸闷好转，夜间睡眠改善。右寸脉滑，关脉沉细。

人参 10g	姜半夏 12g	炒枳实 10g	薤白 20g
厚朴 12g	瓜蒌 30g	当归 10g	焦山楂 20g
木香 12g	细辛 6g		

五诊：7 月 22 日。

胸闷好转。

按语：《古今录验》记载续命汤："治中风痱，身体不能自收持，口不能言，冒昧不知痛处，或拘急，不得转侧。"单纯从症状上看，还不能直接应用大续命汤。先具体分析大续命汤药物组成的六经分布，就能了解大续命汤是如何治疗疑难杂症的，其中有入太阳膀胱经的桂枝汤，有入太阴经的人参，有入阳明经的石膏，还有入厥阴经的川芎、当归、白芍等。大续命汤的病机，首先是太阳寒水外犯，并且有太阴脾土不足、厥阴风木不足、阳明燥金内热、少阴阳气不足。1949年 10 月，为太阳寒水在泉，五之气阳明燥金加临阳明燥金，燥金过旺容易出现克伐肝木，发病时间是在水运太过 2016 年，一之气太阴湿土之际。再结合患者的舌脉，大续命汤就已经对上病机了。

患者三诊为厥阴风木不足的 2017 年，三之气阳明燥金加临少阳相火，此时出现了厥阴病欲解时的不寐，改用乌梅丸治疗。

四诊时厥阴病已解，从脉象上看，寸脉滑为胸部上焦痰阻，关脉沉细说明中焦气不足，无以化湿，因痰阻上焦出现胸痹，以枳实薤白桂枝汤加人参化裁。

病案 2

刘某，男。出生日期：1947 年 12 月。

首诊时间：2017 年 2 月 9 日。

主诉：语言不利大半年。

麻黄 6g	防己 10g	人参 12g	黄芩 10g
肉桂 6g	炙甘草 9g	白芍 10g	川芎 12g
苦杏仁 10g	附子 12g	防风 10g	天麻 15g
清半夏 10g	茯苓 10g		

共 3 剂。

二诊：2 月 11 日。

语言好转，口唇有疱疹。上方加黄连 9g，黄柏 9g，共服 14 剂以巩固疗效。

按语：小续命汤处方：麻黄、人参、黄芩、芍药、甘草、川芎、杏仁、防己、肉桂、防风、附子。主治"半身不遂，口眼㖞斜，手足战掉，言语謇涩"。

我们在使用小续命汤的时候要和大续命汤区别开来，小续命汤是下焦虚寒，阳气不足，阴邪上犯，大续命汤病机相对复杂。

当归六黄汤

病案

翟某：男。出生日期：1981年1月2日。

首诊时间：2015年7月28日。

主诉：出虚汗多1年。脉沉细，舌质红，舌苔微黄腻。

黄芩10g	生地黄30g	钩藤30g	黄连6g
黄柏9g	黄芪20g	醋龟甲15g	茯苓20g

共7剂。

二诊：2017年8月5日。

2016年7月服药后虚汗痊愈。目前腰部出汗，上方加山萸肉15g。

按语：我们应用的是治疗阴虚火旺的当归六黄汤加减方。当归六黄汤出自金元间李东垣的《兰室秘藏》，滋阴泻火兼固表。患者出生于1980年末厥阴风木在泉之际，就诊于2015年7月，为太阴湿土司天，太阳寒水在泉。值当暑湿旺季，暑邪容易耗气伤阴夹湿，严格意义上来说，当归六黄汤并不是治疗纯阴虚之汗证，我们从组方原则上就能看出来。

小青龙汤

病案

韩某：女。出生日期：1968年3月20日。

首诊时间：2016年12月12日。

主诉：受凉后咳嗽20天。咳泡沫样痰，晨起加重，脉浮滑，舌尖红。

蜜麻黄10g	射干10g	清半夏9g	细辛6g
桂枝10g	炒白芍10g	干姜9g	麦冬20g
人参10g	紫菀10g	炙甘草9g	

共5剂。

二诊：12月17日。

咳嗽及胸闷明显好转。

三诊：2017年4月29日。

上腹部胀满 20 天，多梦，舌苔黄腻。

黄连 10g	炒枳实 15g	姜半夏 15g	黄芩 10g
竹茹 12g	茯神 20g	木香 12g	炙甘草 9g
醋青皮 10g	制远志 12g	鸡内金 10g	

共 5 剂。

按语：患者发病于 2016 年冬季，厥阴风木加临太阳寒水，容易感受风寒之邪，所以用小青龙汤来外散风寒，内化水饮。但是患者毕竟出生于火运太过的 1968 年 3 月 20 日，少阴君火加临厥阴风木之际，所以需配合麦门冬汤化裁。

二诊时是 2016 年二之气少阳相火之时，又因患者出生于 1968 年 3 月 20 日，在春分一之气和二之气太阴湿土之间，考虑此时发病太阴湿土蕴结于少阳经，故以黄连温胆汤化裁。

厚朴麻黄汤

病案 1

徐某，男。出生日期：1989 年 3 月 16 日。

首诊时间：2017 年 6 月 17 日。

主诉：咳嗽 1 个月。有气上冲感，脉浮滑，舌质淡。

蜜麻黄 10g	厚朴 15g	人参 10g	清半夏 12g
旋覆花 10g	乌梅 30g	生姜 9g	炙甘草 9g
炒紫苏子 10g	五味子 9g		

二诊：7 月 5 日。

咳嗽明显好转。三之运土运不济。

蜜麻黄 12g	厚朴 15g	人参 10g	清半夏 12g
旋覆花 12g	乌梅 30g	生姜 9g	炙甘草 9g
炒紫苏子 15g	五味子 10g		

按语：《金匮要略》中指出："咳而脉浮者，厚朴麻黄汤主之。"该患者即是咳而脉浮者，方选厚朴麻黄汤之意。患者出生于 1989 年 3 月，于厥阴风木司天之时，2017 年亦是厥阴风木不足，故加乌梅以养肝阴；2017 年 6 月又为阳明燥金司天之时，故加旋覆花以降阳明。

病案 2

徐某，女。出生日期：1961 年 11 月 10 日。

首诊时间：2015 年 3 月 21 日。

主诉：胸闷憋喘，加重 10 天，支气管哮喘病史 20 年。舌质淡，脉浮滑。

麻黄 10g	细辛 3g	干姜 9g	苦杏仁 10g
姜半夏 12g	厚朴 12g	五味子 9g	白芍 10g
炒紫苏子 10g	甘草 15g	射干 12g	砂仁 9g
川芎 9g	沙参 10g	石膏 30g	

共 5 剂。

二诊：2015 年 12 月。

胸闷喘憋明显好转。一般一剂就能明显缓解症状。

按语：患者出生于太阳寒水在泉的 1961 年 11 月 10 日，五之气阳明燥金加临阳明燥金，就诊于太阴湿土司天的 2015 年，为一之气厥阴风木之际。故选用厚朴麻黄汤散寒、降逆、平喘的同时加沙参养肺阴，加砂仁温化寒湿。

吴茱萸汤

病案

王某，女。出生日期：1981 年 1 月 2 日。

首诊时间：2017 年 7 月 5 日。

主诉：2016 年 5 月行胃息肉切除术，术后呕吐 1 年余。右脉沉细，左脉滑。

吴茱萸 12g	生姜 15g	人参 10g	大枣 10g
黄连 3g			

二诊：7 月 11 日。

呕吐明显好转，多眠。上方继服。

三诊：7 月 21 日。

基本未再呕吐。上方加乌梅 30g，炒枳实 12g。

按语：吴茱萸汤可以治疗阳明寒呕，少阴下利，厥阴头痛。患者发病于 2016 年 5 月，皆为少阳相火司天，二之气太阴湿土之际，患者出生于 1980 年年底，为厥阴在泉之时，少阳相火之位感受湿邪而出现呕吐。

固冲汤

病案

杨某，女。出生日期：2003 年 2 月 12 日。

首诊时间：2017 年 7 月 15 日。

主诉：月经 1 个月未净。

炒白术 30g	黄芪 20g	煅龙骨 30g	煅牡蛎 30g
山萸肉 15g	炒白芍 20g	海螵蛸 20g	五味子 12g
茜草 10g	桑叶 30g	牡丹皮 10g	

共 5 剂。

二诊：7 月 20 日。

月经基本停止，上方继服 5 天巩固疗效。

按语：固冲汤出自《医学衷中参西录》，由炒白术、生黄芪、煅龙骨、煅牡蛎、山萸肉、生杭芍、海螵蛸、茜草、棕榈炭、五倍子诸药组成，有益气健脾，固冲摄血之功。方中君药是白术，用量必须要大，30g 以上方可见效。六癸之年，岁火不及，其脏在心，实则治脾，再则治肝，2017 年为木不及，所以需肝脾同调。

五积散

病案 1

金某，男。出生日期：1950 年 11 月。

首诊时间：2017 年 8 月 25 日。

主诉：左半身发冷伴有疼痛大半年，打鼾。舌质淡，苔白腻，脉滑。

麻黄 10g	桂枝 12g	苦杏仁 10g	石膏 30g
天麻 15g	川芎 9g	当归 12g	木瓜 30g
牛膝 30g	细辛 6g	炙甘草 9g	防风 20g

共 5 剂。

二诊：8 月 31 日。

诸症改善不明显，遇阴天疼痛加重。

苍术 10g	麻黄 10g	白芷 12g	干姜 9g
肉桂 9g	厚朴 15g	陈皮 12g	清半夏 12g
茯苓 10g	赤芍 10g	当归 10g	川芎 9g
炒枳壳 12g	桔梗 10g	防风 10g	细辛 3g
羌活 9g			

共 5 剂。

三诊：9 月 7 日。

诸症明显改善，上方继服，以巩固疗效。

按语：五积散具有解表温里、散寒祛湿、理气活血、化痰消积之功效，出自《太平惠民和剂局方》。患者出生于1950年11月，为厥阴风木在泉，五之气太阳寒水加临阳明燥金之时，血虚容易感受风寒之邪；发病于厥阴风木不足的2017年，初之气太阴湿土加临厥阴风木之时，就诊于四之气太阳寒水之时，风、寒、湿、血虚导致气滞，气滞出现血瘀诸病机具备，五积散对证。初诊时，组方虽然兼顾了散风寒和活血，但是没有分析全面，甚至加了清阳明热的石膏，出现南辕北辙的情况，疗效自然不明显。

病案 2

伊某，男。出生日期：1977年7月30日。

首诊时间：2016年9月5日。

主诉：胸闷近2个月。舌质淡，苔白腻，脉沉细弦。

苍术 12g	麻黄 10g	白芷 12g	干姜 9g
肉桂 9g	厚朴 15g	陈皮 12g	清半夏 12g
茯苓 10g	赤芍 10g	当归 10g	川芎 9g
炒枳壳 12g	桔梗 10g		

二诊：9月10日。

胸闷明显好转。

三诊：9月20日。

上方加五味子6g，乌梅50g，细辛9g。

按语：患者发病于水运太过之年的2016年，为四之气太阳寒水加临太阴湿土之时，出生于1977年，为厥阴风木不足之年，四之气少阴君火加临太阴湿土，再结合患者的舌脉，寒、湿、痰、血瘀、气滞诸病机皆有，五积散再适合不过了。

天王补心丹

病案

赵某，女。出生日期：1965年2月。

首诊时间：2016年12月11日。

主诉：心情低落4年，加重1个月。伴有心慌，多梦，阵发性虚汗，健忘，夜间2～3点易醒，舌质红，脉沉细数。

柏子仁 10g	西洋参 10g	人参 10g	麦冬 20g

天冬 10g	生地黄 20g	当归 10g	玄参 20g
丹参 20g	桔梗 10g	五味子 9g	制远志 12g
茯苓 10g			

共 6 剂。

二诊：12 月 17 日。

情绪明显好转，睡眠亦改善。左耳鸣，夜间手麻木，舌质红，有瘀斑。丹参加至 40g，加天麻 20g。

三诊：12 月 24 日。

夜间手麻木好转，劳累后心慌。上方继服。

按语：《灵枢·本神》曰："心藏脉，脉舍神，心气虚则悲，实则笑不休。"患者出生于 1965 年 2 月，厥阴风木司天，为一之气阳明燥金之时。患者发病于 2013 年的火运不及，厥阴风木司天之时，就诊于 2016 年厥阴风木在泉之时，木不生火，心火不及，出现心情低落，心慌多梦、健忘等症状。虽然也有夜间2～3点易醒的情况，可以考虑厥阴病欲解时，也可以考虑少阴病欲解时，此为母子关系。结合舌脉，选用天王补心丹化裁。

当归四逆汤

病案

徐某，女。出生日期：1986 年 5 月 15 日。

首诊时间：2016 年 11 月 24 日。

主诉：月经后出现腰、小腹、四肢发冷 10 天。月经量少，夜间 2 点易醒，阵发性眩晕。舌质淡，脉沉细。

桂枝 30g	细辛 6g	通草 10g	炒白芍 20g
生姜 12g	大枣 15g	当归 10g	附子 15g
炙甘草 10g			

共 5 剂。

二诊：11 月 29 日。

诸症好转，乳汁增多，后背感劳累，感冒，晨起腰痛。

桂枝 30g	细辛 6g	通草 10g	炒白芍 20g
生姜 12g	大枣 15g	当归 10g	炙甘草 10g
熟地黄 10g	肉苁蓉 30g	乌梅 30g	鹿角霜 20g
木瓜 30g			

按语：患者发病时，运气属于厥阴风木在泉，五之气太阳寒水加临阳明燥金，又适逢患者处于哺乳期，可以说是血虚受寒，从这里看，就很容易理解为何选用当归四逆汤了。夜间 2 点易醒，也说明病在厥阴，患者二诊时睡眠亦改善，说明当归四逆汤也是"厥阴病欲解时"的有效方剂。

二诊时感后背劳累，晨起腰痛，从运气上看应该是属于厥阴风木不足导致的筋膜病变，加熟地黄 10g，肉苁蓉 30g，乌梅 30g，鹿角霜 20g，木瓜 30g，取该年运气方苁蓉牛膝汤之意。

枳实薤白桂枝汤

病案 1

刘某，女。出生日期：1956 年 11 月。

首诊时间：2016 年 11 月 25 日。

主诉：心前区疼痛半年。前胸及后背疼痛，心慌，夜间 2 ～ 3 点易醒。舌质淡，苔微黄腻，右脉濡。

炒枳实 12g	薤白 20g	厚朴 15g	桂枝 12g
瓜蒌 30g	清半夏 12g	制远志 12g	通草 9g
黄连 9g	茯神 20g	麦冬 20g	

二诊：12 月 2 日。

胸闷好转，出现嗝气，左寸脉弦。上方加赭石 20g，青礞石 10g。

三诊：12 月 12 日。

胸闷、胸痛、嗝气明显好转。上方继服。

按语：1956 年和 2016 年皆是水运太过之年，患者心前区疼痛属于寒水流行，邪害心火的症状，但是从患者的舌质上看却有阳虚的表现，患者出生于五之气太阳寒水加临阳明燥金之时，所以选用经方枳实薤白桂枝汤合该年的运气方黄连茯苓汤。

二诊出现嗝气，结合左寸脉弦的情况，考虑肝气上逆，于是加代赭石、青礞石以重镇降逆。

病案 2

周某，女。出生日期：1963 年 10 月 21 日。

首诊时间：2016 年 8 月 16 日。

主诉：胸闷 1 月余。入睡困难，夜间 2 点易醒，舌质淡，苔白腻，脉细滑。

炒枳实 10g	薤白 20g	桂枝 12g	厚朴 15g
人参 10g	瓜蒌 30g	乌梅 40g	

二诊：8 月 23 日。

胸闷、失眠好转。大便质黏不畅，舌苔微黄腻，脉濡。

炒枳实 12g	薤白 20g	桂枝 12g	厚朴 15g
人参 15g	瓜蒌 30g	乌梅 40g	黄连 9g

三诊：8 月 30 日。

胸闷、易醒明显好转，大便质黏好转。

按语：患者 1963 年 10 月出生，火运不济，下半年少阴君火在泉，2016 年因水运太过凝结在少阴心经，阴乘阳位，引发胸痹，夜间 2 点为厥阴病欲解时，故选枳实薤白桂枝汤以通阳行气散结，加人参以补火益气，加乌梅以补厥阴。

患者二诊见大便质黏和失眠，考虑湿热内蕴，加黄连以清少阴君火，取黄连茯苓汤之意。

参苓白术散

病案

闫某，男。出生日期：1949 年 2 月。

首诊时间：2016 年 8 月 11 日。

主诉：咳嗽 3 个月，晚上 10 点加重。眼睛浮肿，舌质淡，苔白腻，脉沉细。

人参 10g	姜半夏 12g	干姜 9g	蜜紫菀 10g
蜜枇杷叶 10g	茯苓 20g	桔梗 10g	炒白术 10g
砂仁 9g	沉香 6g	炙甘草 9g	

二诊：8 月 16 日。

咳嗽明显好转，上方加乌梅 30g。

按语：晚上 10 点咳嗽加重，属于太阴病欲解时，患者出生于 1949 年，太阴湿土司天，发病于水运太过的 2016 年，故以健脾化痰为主，予参苓白术散化裁治之而愈。

二诊时虽然咳嗽明显好转，再加乌梅是考虑到 1949 年 2 月属于厥阴风木一之气，就诊时属于 2016 年厥阴风木在泉之时，加乌梅以助厥阴。

荣卫还魂汤

病案

李某，女。出生日期：1983 年 2 月。

首诊时间：2018 年 5 月 6 日。

主诉：颈部疼痛 3 个月。彩超示亚甲状腺炎，甲状腺肿大约 6cm×9cm，舌质淡，脉沉细。

首乌藤 20g	乌药 10g	当归 10g	白芷 12g
川木通 9g	小茴香 6g	炒白芥子 10g	清半夏 10g
胆南星 12g	赤芍 12g	竹茹 15g	炒枳壳 12g
茯神 15g	黄芩 10g	醋莪术 10g	炙甘草 10g

7 剂，加水 1000mL，黄酒 500mL，水煎 400mL。分 2 次口服。

二诊：5 月 20 日。

中间停药 1 周，肿大的甲状腺缩小一半，疼痛明显缓解。上方继服半月，症状消失。

按语：荣卫返魂汤出自《仙传外科集验方》，此方剂有和气匀血、扶植胃本、荡涤邪秽等功效，主治流注、痈疽、发背、伤折，主要用于血虚兼有痰瘀互结。患者出生于厥阴风木不足的 1983 年上半年，又适逢太阳寒水司天的 2018 年，寒性凝结为痰，故服用荣卫返魂汤一周，甲状腺体积就缩小了一半。

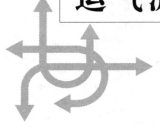

第三部分

运气流转临床应用

乌梅丸＋黄连茯苓汤

病案 1

王某，女。出生日期：1938 年 4 月。

首诊时间：2016 年 2 月 11 日。

主诉：夜间 1 点后尿频 1 个月。舌质淡，苔微黄腻，脉沉细。

乌梅 50g	人参 10g	附子 9g	桂枝 10g
细辛 3g	黄柏 10g	黄连 9g	当归 10g
干姜 6g			

二诊：2 月 24 日。

夜间尿频明显好转，原方继服 2 周。

三诊：9 月 25 日。

自诉乏力 1 个月，舌苔黄腻、脉濡。

茯苓 20g	黄连 12g	麦冬 10g	清半夏 12g
黄芩 10g	炙甘草 12g	生姜 9g	木瓜 30g
通草 12g	制远志 12g	车前子 15g	大枣 10g

四诊：10 月 1 日。

乏力好转。

按语：从初诊发病时间上看，该病仍属于乌梅丸证，但是到了下半年患者再次就诊时，从舌苔脉象上看病机已经发生了变化。再次发病的时间处于 8 月底 9 月初的四之气，四之气主气太阴湿土、客气阳明燥金，对患者的影响还是比较大的，湿热蕴结发病，故选该年的运气方黄连茯苓汤，药到病除。

病案 2

丁某，女。出生日期：1957 年 4 月。

首诊时间：2016 年 6 月 28 日。

主诉：头痛、手麻木半年，夜间 2 点加重。伴大便不成形，心慌气短。舌质淡，苔微黄腻，脉沉细滑。

乌梅 50g	附子 6g	干姜 9g	人参 10g
桂枝 10g	细辛 6g	当归 10g	黄柏 12g
黄连 10g	花椒 6g	鸡血藤 30g	花椒 6g

二诊：7 月 5 日。

诸症稍改善。上方加醋乳香 10g，醋没药 10g，川芎 12g。

三诊：8 月 16 日。

夜间睡眠及手麻木好转。

四诊：9 月 20 日。

手麻木复发，多梦，凌晨 4～5 点易醒，咳嗽则小便，臀部发冷，腰部冷。

乌梅 50g	附子 12g	干姜 9g	人参 10g
桂枝 10g	细辛 9g	当归 10g	黄柏 12g
黄连 12g	花椒 6g	天麻 15g	

五诊：10 月 5 日。

手麻木好转，睡眠改善，上方继服。

六诊：10 月 12 日。

咽干咽痛。

茯苓 15g	黄连 12g	车前子 20g	麦冬 20g
清半夏 12g	通草 9g	黄芩 10g	炙甘草 9g
制远志 12g	生姜 10g	大枣 10g	天麻 16g

七诊：10 月 19 日。

咽痛咽干好转，夜尿频考虑肾阳不足，气化无权，改用乌梅丸加天麻 15g。

八诊：10 月 25 日。

尿频好转。

按语：该患者反反复复服用乌梅丸获效，中间也出现服用黄连茯苓汤显效的时候，说明患者此时的气机运行已经不是在厥阴经上了。

病案 3

郭某，女。出生日期：1986 年 10 月 24 日。

首诊时间：2016 年 12 月 16 日。

主诉：咳嗽 3 个月。胸闷，腰酸，腰冷，痛经，口疮咽痛，双手湿疹，大便质黏。过敏性鼻炎病史 6 年。舌质淡，苔白腻，脉沉、细小、滑。

乌梅 40g	附子 12g	干姜 9g	党参 10g
桂枝 12g	细辛 6g	当归 10g	黄柏 12g
黄连 12g	花椒 6g	车前子 20g	通草 9g

二诊：12 月 21 日。

咳嗽明显好转，下午 4～5 点咽痛加重。上方附子减 6g，加车前子 20g，制远志 12g，黄芩 10g。

三诊：12 月 28 日。

口疮加重，舌苔黄腻，脉濡。

茯苓 20g	黄连 12g	车前子 20g	麦冬 20g
清半夏 10g	通草 9g	黄芩 10g	炙甘草 9g
制远志 10g	生姜 6g	大枣 10g	

四诊：2017 年 4 月 24 日。

口疮，上腹部疼痛 4 天，舌质淡苔黄腻。

黄连 12g	吴茱萸 6g	炒枳实 10g	茯苓 20g
半夏 12g	竹茹 10g	黄芩 10g	

按语：从患者的出生日期运气特点看，厥阴风木在泉，五之气太阳寒水，年之大运水运太过，邪害心火，而患者的发病时间也在同样运气特点的时间内，天虚遇人虚，两虚相干，其气入骨，从症状上看，属于上热下寒证，乌梅丸主之。五天后咳嗽症状明显好转，不过出现了下午阳明病欲解时咽痛加重的情况，说明乌梅丸里的热性药味稍多，所以将附子剂量减少，加车前子、黄芩以降阳明，加远志以交通心肾。

三诊时咳嗽消失，但舌苔黄腻，口疮加重，说明湿热内胜，病机发生变化，运气也表现出了 2016 年水运太过的征象，黄连茯苓汤主之。

四诊是 2017 年二之气少阳相火之时，而患者出生于 1986 年水运太过之年，水湿蕴结在少阳相火为病，选黄连温胆汤加吴茱萸治之而愈。

病案 4

李某，女。出生日期：1968 年 5 月 20 日。

首诊时间：2016 年 7 月 16 日。

主诉：乏力多年。伴有大便不成形 8 年，多汗，痰多，反酸，眩晕，小便发热，入眠困难，夜间 3 点易醒，肋下疼痛，心烦，腰痛，腰冷，口疮，流鼻涕。

乌梅 45g	干姜 10g	人参 10g	桂枝 10g
细辛 6g	当归 10g	黄柏 10g	黄连 12g
花椒 6g			

二诊：7 月 20 日。

乏力、睡眠、腰痛症状好转，仍头汗，痰多，耳鸣，视力模糊。上方加远志 10g，交通心肾。

三诊：8 月 5 日。

诸症好转，出现小便发热疼痛，心烦咽干，前额胀痛，大便质黏，脉滑。

茯神 20g	黄连 9g	车前子 20g	麦冬 15g
清半夏 12g	通草 10g	黄芩 10g	炙甘草 9g

| 制远志 12g | 天麻 10g | 黄柏 9g | 吴茱萸 6g |

四诊：9 月 23 日。

服上方后诸症明显好转，刻下咳嗽 20 天，咽干，咯痰黏，有口疮，肛周湿疹。舌质红。

茯苓 20g	黄连 12g	车前子 20g	麦冬 20g
清半夏 12g	通草 10g	黄芩 10g	炙甘草 10g
制远志 12g	生姜 9g	竹茹 12g	炒枳实 10g

按语：乌梅丸证从症状上看是上热下寒，病机则更为复杂，如果没有运气理论的分析，无法从诸多症状中抓关键病机。2016 年为少阳相火司天，厥阴风木在泉，年之大运是水运太过，患者出生于 1968 年，亦为少阳相火司天，厥阴风木在泉，年之大运是火运太过，患者出现"厥阴病预解时"的失眠，更加印证了乌梅丸的可靠性。

四天后二诊，患者的主诉症状得到缓解，但是头汗、痰多、耳鸣、视力模糊的症状没有得到改善，再分析 2016 年的运气特点是寒水流行，邪害心火，所以加远志交通心肾。

三诊时，又出现了小便发热疼痛，心烦咽干，前额胀痛，大便质黏，脉滑一派湿热内蕴的症状，说明此时运气转化，所以改用黄连茯苓汤加减。

四诊时出现咳嗽，发病在四之气阳明燥金之时，2016 年寒水流行，邪害心火，火克肺金，仍选用黄连茯苓汤，加重麦冬用量，以清阳明之热。

病案 5

仄某，女。出生日期：1964 年 6 月。

首诊时间：2016 年 12 月 20 日。

主诉：头痛，四肢关节疼痛 2 年，加重 3 个月。大便质黏，阵发性发热，心烦，舌苔黄腻，脉濡。

茯苓 20g	黄连 10g	车前子 20g	麦冬 20g
清半夏 12g	通草 10g	黄芩 10g	炙甘草 9g
制远志 10g	生姜 10g	大枣 10g	天麻 12g

共 5 剂。

二诊：2017 年 1 月 12 日。

头痛、四肢关节疼痛明显好转，大便质黏好转，出现嗝气。上方加赭石 30g，炒枳实 10g。

三诊：7 月 19 日。

头痛伴四肢关节关节疼痛又出现 1 个月，咬腮多年，下肢乏力，夜间 2 点易醒。自诉自幼不出汗。

乌梅 50g	附子 12g	干姜 9g	人参 10g
桂枝 10g	细辛 6g	当归 10g	黄柏 10g
黄连 9g	花椒 6g		

四诊：7 月 25 日。

诸症好转，自幼不出汗症状改善。继服上方巩固疗效。

按语：患者首诊时为 2016 年水运太过，出生于 1964 年上半年太阳寒水司天之时，并见心烦、舌苔黄腻、脉濡，黄连茯苓汤主之。

患者 2017 年二诊时，虽然症状没有变化，但是病机发生了转变，从夜间 2 点易醒，就可以看出患者的病位已经到厥阴肝经，咬腮实际是厥阴风动的征象。阳加之阴谓之汗，患者 1964 年出生，太阳寒水太过，阳气凝滞运行不畅，所以自幼不出汗；又遇该年土运太过，反克肝木，木气不济，肝血不足，血汗同源，化汗无源。选用乌梅丸原方治疗，效如桴鼓。

病案 6

黄某，女。出生日期：1990 年 7 月 18 日。

首诊时间：2016 年 7 月 18 日。

主诉：便秘，上腹部痞满，晨起乏力 3 年。大便质黏，入眠困难，夜间 2 点易醒，未孕 1 年。舌质淡，苔黄腻，脉滑。

茯苓 20g	甘草 9g	黄连 10g	制远志 12g
车前子 10g	黄芩 10g	麦冬 15g	清半夏 12g
乌梅 30g	通草 10g		

二诊：7 月 26 日。

便秘、上腹部痞满、晨起乏力诸症好转，近日服药后稍感胃部发凉，夜间仍 2 点易醒。

乌梅 50g	附子 6g	干姜 6g	人参 10g
桂枝 10g	细辛 6g	当归 10g	黄柏 12g
黄连 12g	木瓜 30g	通草 9g	

三诊：8 月 16 日。

下午 3 ～ 7 点唾液增多。

乌梅 50g	附子 6g	人参 15g	黄连 15g
桂枝 10g	细辛 6g	干姜 6g	当归 10g
黄柏 12g	木瓜 30g	通草 9g	车前子 20g
细辛 6g			

四诊：8 月 23 日。

诸症缓解。

按语：初诊时服用该年的运气方黄连茯苓汤，考虑到患者还有夜间 2 点易醒的厥阴病欲解时的症状，加乌梅 30g。

二诊时患者自诉有胃部发凉的感觉，说明上方药物性味过于苦寒，伤及机体阳气，或者说机体阳气不足的情况显现出来了，故予乌梅丸加减治疗。

三诊时下午 3 ～ 7 点阳明病欲解时唾液增多，虚则太阴，实则阳明，在乌梅丸的基础上加重人参和黄连的剂量。

病案 7

陈某，女。出生日期：1990 年 7 月 26 日。

首诊时间：2016 年 7 月 18 日。

主诉：便秘，大便质黏，上腹部痞满，晨起乏力 3 年，夜间 2 点易醒。未孕 1 年，舌质淡，苔黄微腻，脉滑。

竹茹 15g	炙甘草 10g	制远志 10g	车前子 10g
黄连 10g	麦冬 20g	清半夏 10g	乌梅 30g
小通草 10g	茯苓 15g		

二诊：7 月 26 日。

便秘、大便质黏、上腹部痞满、晨起乏力等诸症好转，晨起喷嚏。舌质淡苔微黄腻，左右关脉沉细，右寸脉滑。

乌梅 50g	附子 6g	干姜 6g	人参 10g
桂枝 10g	细辛 6g	当归 10g	黄柏 10g
黄连 10g	花椒 6g		

三诊：8 月 2 日。

喷嚏好转，有时腰酸。上方加木瓜 30g，怀牛膝 15g，川芎 6g。

四诊：8 月 16 日。

大便质黏加重，卵巢囊肿 1.7cm×1.4cm，下午 3 ～ 7 点唾液多。上方黄连增至 15g，加车前子 20g。

五诊：8 月 23 日。

下午 3 ～ 7 点唾液明显减少，咽部不适有异物感，伴有咳嗽，舌质淡，舌苔微黄腻，右关脉沉细，上方加威灵仙 10g。

六诊：9 月 5 日。

患者诉已怀孕。

按语：该患者初诊时夜间 2 点易醒，是厥阴病欲解时的症状，选用该年的运气方黄连茯苓汤加乌梅，一周后诸多症状就得到了明显改善。二诊时舌苔脉象发生变化，出现了乌梅丸的舌脉征；三诊时出现腰酸，是因为进入了下半年的厥阴风木在泉之时，腰部筋膜失养，故加木瓜、怀牛膝以补肝肾，缓急止痛。

四诊时患者述下午 3～7 点唾液多，是阳明病欲解时，而病不得解，故加重黄连的量，以降阳明之热。

五诊时患者检查已经怀孕，停药。

黄连温胆汤＋黄连茯苓汤＋乌梅丸

病案 1

吴某，女。出生日期：1968 年 9 月 29 日。

首诊时间：2016 年 10 月 4 日。

主诉：小腹两侧疼痛 10 天。大便质黏，上腹部不适，口气重，下肢外侧中间部位不适且怕冷，凌晨 4 点易醒，舌苔黄腻，脉滑。

茯苓 20g	黄连 10g	车前子 20g	麦冬 20g
清半夏 10g	通草 10g	黄芩 10g	炙甘草 9g
制远志 10g	生姜 10g	大枣 10g	木瓜 30g
竹茹 10g	炒枳实 10g		

二诊：10 月 8 日。

腹痛、下肢外侧不适好转，晨起口苦。原方继服。

三诊：10 月 15 日。

2 天前喝蜂蜜后诱发胃痛，多梦，夜间 1 点易醒，醒后难以入眠。

乌梅 50g	附子 12g	干姜 9g	人参 10g
桂枝 10g	细辛 6g	当归 10g	黄柏 10g
黄连 12g	花椒 6g		

四诊：10 月 22 日。

下肢外侧不适、胃痛，怕凉、夜间易醒好转，头皮瘙痒，腰痛。上方加牛膝 30g，木瓜 30g，防风 10g，蝉蜕 10g。

五诊：10 月 30 日。

诸症明显好转。

按语：从患者下肢外侧中间部位不适怕冷、凌晨 5 点早醒来看，患者的病位在少阳，因为下肢外侧中间部位是足少阳胆经循行的部位，凌晨 4 点是少阳病欲解时。再看患者出生日期是 1968 年 9 月 29 日，少阳相火司天，厥阴风木在泉，与 2016 年的六气特点相同，2016 年的年运是水运太过，太过之水蕴结在胆经，故舌苔黄腻，脉滑，选黄连温胆汤合该年运气方黄连茯苓汤加减，4 天后症状明显改善。

三诊时患者因食用蜂蜜后腹痛加重，蜂蜜属于甘寒之品，患者服用后出现腹痛加重，说明患者体内还存在着寒象，患者出生于 1968 年的五之气，该时的特点是客气太阳寒水。患者夜间 1 点易醒，说明了患者的厥阴还是有问题的，经过黄连温胆汤加黄连茯苓汤的调整，病机发生变化，乌梅丸证的病机显露出来了。

四诊时患者出现头皮瘙痒，腰痛，用乌梅丸加牛膝、木瓜、防风、蝉蜕以养肝息风，因为患者的厥阴肝脉是沉细的，而 1968 年与 2016 年的下半年的运气皆是厥阴风木在泉，对患者的身体还是影响比较大的。

病案 2

李某，男。出生日期：1979 年 3 月 15 日。

首诊时间：2016 年 6 月 14 日。

主诉：牙龈肿胀，口疮 1 周。牙龈胀，口疮，乏力，大便不成形，阵发性出汗，夜间盗汗，2 点易醒，胃怕凉。

乌梅 50g	附子 12g	干姜 9g	党参 10g
桂枝 10g	细辛 3g	当归 10g	黄柏 10g
黄连 12g	花椒 6g		

二诊：6 月 29 日。

牙龈肿胀好转，夜间 2 点皮肤瘙痒，上方加防风 10g，栀子 10g，郁金 10g。

三诊：8 月 13 日。

感觉乏力、晨起嗜睡半月，舌苔黄腻，脉滑。

茯苓 20g	黄连 10g	车前子 20g	麦冬 10g
清半夏 10g	通草 10g	黄芩 10g	炙甘草 9g
制远志 10g	生姜 10g	大枣 10g	

四诊：9 月 6 日。

牙龈肿胀，入眠困难，嗜睡，下肢外侧中间部位发冷。

清半夏 12g	黄连 10g	陈皮 10g	炒枳实 12g
竹茹 12g	炙甘草 9g	牡蛎 30g	茯神 20g
生姜 10g			

按语：二诊诉夜间 2 点易醒，为厥阴病欲解时，乌梅丸主之。三诊为 8 月 12 日，进入四之气，主气太阴湿土，又加本年主运水运太过，故患者水邪太过为病，黄连茯苓汤主之。四诊，下肢外侧中间部位属于少阳胆经巡行部位，水邪

蕴结在胆经化热而病，黄连温胆汤主之。

乌梅丸＋麦门冬汤

病案 1

兰某，女。出生日期：1954 年 12 月。

首诊时间：2016 年 10 月 11 日。

主诉：气短 2 个月。伴有胸痛，走窜样疼痛，口苦，口疮，后背发凉，四肢发热，头痛，夜间 2 点易醒，舌质淡，苔白腻微黄，舌尖红，脉沉细。支气管扩张病史 10 年。

乌梅 50g	附子 10g	干姜 9g	人参 10g
桂枝 10g	细辛 6g	当归 10g	黄柏 12g
黄连 10g	郁金 20g		

二诊：10 月 18 日。

诸症好转。上方继服。

三诊：12 月 12 日。

咳嗽咯痰色黄，胸闷 1 周，舌苔黄腻，脉滑。

麦冬 30g	桑白皮 30g	党参 10g	苦杏仁 10g
紫菀 20g	白芷 10g	清半夏 10g	淡竹叶 10g
炙甘草 10g	干鱼腥草 30g	胆南星 10g	金荞麦 30g
钟乳石 15g			

四诊：12 月 17 日。

咳嗽稍微好转，睡眠质量差，党参改西洋参 10g，炒枳实 12g。

按语：2016 年 10 月运气特点是厥阴风木在泉，五之气太阳寒水，患者又有夜间 2 点易醒的特点，综合种种因素，选用乌梅丸，诸症改善。

三诊的时候，已经进入冬季，患者支气管扩张合并感染的征象更加明显，舌苔黄腻，脉滑而有力，阳气内郁，一派痰热之象，又因患者出生于 1954 年 12 月，阳明燥金在泉之时，所以选用麦门冬汤加减，服后咳嗽症状稍微好转，但是出现睡眠质量差的情况，考虑患者的燥热体质，遂改党参为西洋参，加炒枳实以降气化痰。

病案 2

吴某，女。出生日期：1968 年 4 月。

首诊时间：2016 年 2 月 20 日。

主诉：咳嗽 10 天。流黄涕，咯痰难，舌质红，脉细数。

麦冬 20g	蜜紫菀 15g	苦杏仁 10g	人参 12g
桑白皮 30g	白芷 10g	清半夏 10g	炙甘草 9g

二诊：9 月 10 日。

服药后咳嗽痊愈。刻下喷嚏、流鼻涕 2 周，下半夜 1～3 点加重。

乌梅 50g	附子 9g	干姜 9g	人参 10g
桂枝 12g	细辛 6g	当归 10g	黄柏 12g
黄连 12g	花椒 6g		

三诊：9 月 14 日。

服药当晚，夜间喷嚏明显好转，平稳入眠，心慌，上方加麦冬 20g。

共 5 剂。

按语：2016 年一之气少阴君火加临厥阴风木，1968 年属于火运太过之年，两火叠加，克伐肺金出现咳嗽，以火运太过之年的运气方麦门冬汤主之。2016 年 9 月是厥阴风木在泉之时，症见过敏性鼻炎的诸多症状，在夜间 1～3 点厥阴病欲解时加重，应用乌梅丸后效果立竿见影。

乌梅丸＋增液承气汤

病案

胡某，女。出生日期：1986 年 1 月 20 日。

首诊时间：2016 年 10 月 18 日。

主诉：上腹部疼痛 2 个月，大便不成形，胃怕凉，舌质淡，苔白腻，脉沉细。

乌梅 40g	附子 12g	干姜 9g	人参 10g
桂枝 12g	细辛 6g	当归 10g	黄柏 12g
黄连 12g	花椒 6g		

二诊：10 月 25 日。

上腹部疼痛痊愈。由于近日饮水少，出现肛裂，舌质红，苔微黄腻，脉细数。

黄连 9g	麦冬 20g	玄参 20g	生地黄 20g
茯苓 10g	制远志 12g	通草 9g	白茅根 20g
地榆炭 10g			

按语：患者初诊的时选用乌梅丸，二诊时由于饮水少，出现肛裂，舌质红，苔微黄腻，脉细数一派阴虚的征象，关键患者本身也有阴虚内热的因素。1986年1月20日虽然是去年的运气特点，但是接近六之气尾，很快进入1986年的一之气少阴君火，2016年10月虽然五之气客气是太阳寒水，但是阳明燥金的主气对患者的影响还是比较大，又因饮水减少，诱发阴虚为病。舌苔微黄腻，说明有水湿运气，所以组方选用增液承气汤合黄连茯苓汤加减治疗。

乌梅丸＋苁蓉牛膝汤

病案 1

王某，女。出生日期：1958 年 11 月 12 日。

首诊时间：2017 年 2 月 9 日。

主诉：胸痛 6 年。伴有左足跟以及足蹈指内侧麻木，口苦晨起，有口疮，入眠困难，夜间 1～2 点易醒，腰痛，腰冷。舌质淡，苔微黄腻，脉沉细数。患者曾在多家大医院检查，未明确诊断疾病。

乌梅 50g	附子 6g	干姜 9g	党参 10g
桂枝 10g	细辛 3g	当归 10g	黄柏 10g
黄连 9g	花椒 3g		

二诊：2 月 11 日。

诸症好转，上方继服。

三诊：2 月 16 日。

胸痛明显好转，失眠好转，仍晨起口苦，左足跟以及足蹈指内侧麻木。舌质淡，脉沉细。

肉苁蓉 30g	牛膝 20g	熟地黄 10g	当归 10g
炒白芍 20g	乌梅 30g	炙甘草 9g	鹿角霜 20g
木瓜 30g	黄连 9g		

四诊：3 月 22 日。

颈部疼痛、口苦、肩关节及膝关节疼痛明显好转。

按语：患者的出生日期，不是决定性因素，却对疾病的产生具有一定影响力。患者出生在 1958 年，太阳寒水司天，太阴湿土在泉，五之气主气阳明燥金，客气少阴君火，火旺耗损阴津，2017 年属于厥阴风木不足之年，2 月客气太阴湿土，从患者的诸多症状上看属于乌梅丸证，虽然病情达 6 年之久，服用乌梅丸三剂后依然明显见效。

三诊时症状明显好转，病机也发生了变化，足跆指内侧属于肝经井穴大敦穴，足跟是足少阴经循行经过之处，此时的病机很显然属于厥阴风木不足，改用该年的运气方苁蓉牛膝汤主之。

病案 2

孙某：女。出生日期：1970 年 2 月。

首诊时间：2017 年 7 月 17 日。

主诉：崩漏后输血半月。抑郁心烦，夜间 1～3 点盗汗，舌质淡，苔微黄腻，脉沉细数。

乌梅 50g	附子 12g	炮姜 12g	人参 10g
桂枝 10g	细辛 6g	当归 10g	黄柏 12g
黄连 12g	血余炭 12g		

二诊：7 月 22 日。

服药第一天后出血明显好转，盗汗痊愈，气短，白带多，舌苔黄腻加重。

乌梅 50g	附子 9g	炮姜 12g	人参 10g
桂枝 10g	细辛 6g	当归 10g	黄柏 12g
黄连 12g	苍术 30g	车前子 20g	

三诊：7 月 27 日。

白带减少，夜间仍有阵发性发热，头皮发毛囊炎，下午眩晕，舌苔黄腻，脉濡。

乌梅 50g	当归 10g	黄柏 12g	黄连 12g
苍术 30g	车前子 20g	茯神 20g	竹茹 15g
琥珀 10g	制远志 10g	炒枳实 10g	炙甘草 9g

四诊：8 月 5 日。

下午眩晕好转，腰痛，心悸，睡眠质量差。

乌梅 40g	当归 10g	黄柏 20g	黄连 12g
苍术 15g	车前子 20g	茯神 20g	竹茹 15g
琥珀 12g	制远志 12g	炒枳实 12g	炙甘草 9g
牛膝 20g	木瓜 20g		

按语：患者出生于 1970 年，为太阳寒水司天之年，亦是金运过旺之年，易克伐肝木。2017 年属于木运不及之年，结合患者"厥阴病欲解时"症状，选用了乌梅丸，服用一天后效果明显。二诊时舌苔出现黄腻，说明乌梅丸里的阳热药有点过，所以减少了附子的用量。三诊时，虽然白带减少，但是从舌苔上看，仍以湿热内蕴为重，此时应以清热化湿为主，但是不能忘记 2017 年木运不及的情

况，故乌梅不能少。四诊时厥阴风木不足的情况表现地越来越明显了，故合用该年的运气方苁蓉牛膝汤。

病案3

孙某，男。出生日期：1971年1月5日。

首诊时间：2017年7月29日。

主诉：便秘1个月。大便费力，舌质淡，舌苔微黄腻，脉沉细滑。

清半夏 12g	黄连 9g	炒枳实 12g	肉苁蓉 20g
牛膝 30g	熟地黄 20g	当归 10g	白芍 20g
乌梅 20g	木瓜 20g	炙甘草 9g	鹿角霜 20g

二诊：8月5日。

便秘好转，感觉口干，睡眠质量差，入眠困难。舌苔黄腻，脉滑。

清半夏 12g	黄连 12g	炒枳实 10g	竹茹 10g
牛膝 30g	茯神 20g	当归 10g	乌梅 20g
木瓜 20g	炙甘草 9g		

三诊：8月12日。

睡眠好转。上方继服。

四诊：8月19日。

左后背胀痛，夜间2～3点易醒。

乌梅 50g	附子 9g	干姜 6g	茯神 20g
桂枝 12g	细辛 6g	当归 10g	黄柏 10g
黄连 12g	木瓜 30g		

五诊：8月24日。

左后背仍胀痛，夜间2～3点易醒好转。上方继服。

六诊：8月29日。

左后背胀痛、夜间2～3点易醒痊愈。

按语：患者初诊时组方是考虑2017年7月29日的运气是厥阴风木不足，四之气主气是太阴湿土，客气是太阳寒水，寒湿遇燥化热，取苁蓉牛膝汤合黄连温胆汤加减，以苁蓉牛膝汤为主方，便秘好转。二诊时出现舌苔黄腻，睡眠质量差，入睡困难，考虑苁蓉牛膝汤过于滋腻，会加重湿热的程度，患者出生在1970年的六之气并向1971的厥阴风木转化之时，湿气蕴结在肝胆，选用黄连温胆汤合苁蓉牛膝汤治疗，以黄连温胆汤为主方。四诊时，患者入眠困难得到改善，但是夜间2～3点易醒的症状明显，8月24日已经进入四之气太阳寒水之时，改乌梅丸治疗，故左后背胀痛和夜间2～3点易醒的症状基本痊愈。

病案 4

杨某，男。出生日期：1971 年 8 月。

首诊时间：2016 年 10 月 27 日。

主诉：胸闷 1 个月。后背出汗，乏力，大便质黏，心率 48 次 / 分，夜间 3 点易醒。

乌梅 50g	附子 12g	干姜 9g	人参 10g
桂枝 12g	细辛 9g	当归 10g	黄柏 12g
黄连 12g	花椒 9g	麦冬 10g	

共 7 剂。

二诊：11 月 4 日。

胸闷诸症好转，心率 53 次 / 分。上方继服。

三诊：11 月 22 日。

诸症进一步好转，右下肢发冷。上方加威灵仙 10g。

四诊：12 月 11 日。

下肢发凉好转，大便 2 日一行。上方继服。

五诊：2017 年 4 月 11 日。

腰痛 5 天，舌苔微黄腻，脉沉细。

肉苁蓉 30g	牛膝 20g	熟地黄 10g	当归 10g
炒白芍 20g	乌梅 30g	炙甘草 9g	鹿角霜 20g
木瓜 30g	黄连 6g	通草 9g	

共 5 剂。

六诊：5 月 9 日。

腰痛好转。上方继服。

按语：患者出生于 1971 年 8 月，为四之气少阴君火之际，其胸闷考虑胸痹，心率 48 次 / 分，诊断为病态窦房结综合征，疾病加重时间是在 2016 年 10 月，五之气太阳寒水加临阳明燥金，为厥阴风木在泉之时，大便质黏，湿热内蕴，夜间 3 点易醒，为厥阴病欲解时，所以选用乌梅丸加重细辛的用量。二诊时心率得到了提高，胸闷症状显著改善。五诊时已经是木运不及的 2017 年，血虚则腰背筋膜失养，故腰痛，以运气方苁蓉牛膝汤化裁。

病案 5

刘某，女。出生日期：1968 年 9 月 7 日。

首诊时间：2017 年 2 月 3 日。

主诉：右侧面部肌肉下垂，右眼视力模糊 2 个月。下肢乏力，夜间 1 点易醒，下肢发冷，有口疮。

乌梅 50g	附子 12g	干姜 9g	茯苓 20g
桂枝 10g	细辛 6g	当归 10g	黄柏 12g
黄连 12g	花椒 6g		

共 6 剂。

二诊：2 月 9 日。

诸症好转，下肢仍乏力。上方继服。

三诊：6 月 23 日。

上方服后症状好转，近 1 周感觉有加重的征象。晨起眩晕，舌质淡，脉沉细。

肉苁蓉 30g	牛膝 20g	熟地黄 10g	当归 10g
炒白芍 20g	乌梅 30g	炙甘草 9g	鹿角霜 20g
木瓜 20g	桂枝 12g	细辛 6g	生姜 9g
大枣 10g			

四诊：6 月 30 日。

右侧面部下垂、晨起眩晕好转，晨起口干、口苦。

肉苁蓉 30g	牛膝 20g	熟地黄 10g	当归 10g
炒白芍 20g	乌梅 30g	炙甘草 9g	鹿角霜 20g
木瓜 20g	生姜 9g	大枣 10g	柴胡 15g
天花粉 20g			

五诊：7 月 6 日。

诸症好转。

按语：患者两次面部肌肉下垂，病机都是在厥阴，但是第一次是乌梅丸证的厥阴，第二次是苁蓉牛膝汤证的厥阴。第一次发病在 2016 年，六之气厥阴风木加临太阳寒水之际，病机寒热错杂；第二次在阳明燥金加临少阳相火之际，火热伤阴，肝血不足。

病案 6

陈某，女。出生日期：1974 年 6 月 18 日。

首诊时间：2017 年 2 月 8 日。

主诉：后背疼痛 10 个月。夜间 2 点易醒，痛经，量少色黑，膝关节疼痛。

| 乌梅 50g | 附子 12g | 干姜 9g | 茯苓 15g |
| 桂枝 10g | 细辛 6g | 当归 10g | 黄柏 10g |

| 黄连 12g | 花椒 6g | | |

二诊：5 月 25 日。

上方服后诸症好转。刻下后背疼痛，足跟疼痛，腰痛，腰凉，月经量少。

肉苁蓉 30g	牛膝 20g	熟地黄 10g	当归 10g
炒白芍 20g	乌梅 30g	炙甘草 9g	鹿角霜 20g
木瓜 20g	附子 15g	细辛 6g	

共 7 剂。

三诊：6 月 1 日。

诸症好转，大便质黏，夜间 2 点易醒。

乌梅 50g	附子 12g	干姜 9g	茯苓 15g
桂枝 10g	细辛 6g	当归 10g	黄柏 10g
黄连 12g	花椒 6g	鹿角霜 20g	牛膝 20g

共 5 剂。

按语：该患者和上例患者一样，就诊时间差不多，前后病机虽然都在厥阴，但是处方不一样。

病案 7

慈某，女。出生日期：1963 年 3 月 11 日。

首诊时间：2017 年 7 月 28 日。

主诉：左眼睑下跳动半年。伴有腰酸，舌质淡，脉沉细。

肉苁蓉 20g	牛膝 15g	熟地黄 20g	当归 15g
白芍 12g	木瓜 20g	乌梅 20g	鹿角霜 15g
党参 15g	黄芪 20g	炙甘草 10g	

二诊：8 月 4 日。

眼睑跳动改善明显，舌苔微黄腻，上方加黄连 9g，细辛 6g。

三诊：8 月 9 日。

夜间 2 点容易惊醒，醒后难以入眠。改方乌梅丸。

乌梅 50g	红参 10g	黄连 12g	黄柏 10g
细辛 6g	干姜 9g	附子 10g	桂枝 10g
当归 10g	花椒 3g		

四诊：8 月 16 日。

眼睑跳动明显好转，睡眠改善。

按语：初诊时只考虑到 2017 年木运不及，1963 年火运不及。到了三诊时，四之气太阳寒水加临太阴湿土，才表现出乌梅丸证。

备化汤＋黄连茯苓汤

病案 1

毕某，男。出生日期：1958 年 2 月 16 日。

首诊时间：2015 年 11 月 25 日。

主诉：双下肢浮肿 1 个月余，下午加重，腰部发沉。

附子 18g	干姜 12g	木瓜 3g	茯苓 30g
防风 10g	天麻 10g	泽泻 10g	覆盆子 20g
生地黄 15g			

共 7 剂。

二诊：2016 年 12 月 14 日。

去年服药后，第一天浮肿就明显减退。刻下：夜间盗汗、胸闷、心慌 1 周，腹痛，恶心，下午 2 ～ 3 点低热。

人参 10g	桂枝 10g	茯苓 20g	黄连 9g
车前子 20g	麦冬 20g	清半夏 12g	通草 10g
黄芩 10g	甘草 9g	制远志 12g	生姜 10g
大枣 10g			

共 4 剂。

三诊：12 月 17 日。

夜间盗汗、胸闷、心慌好转，舌苔黄腻，脉濡。上方减人参、桂枝继服。

按语：1958 年太阳寒水司天，太阴湿土在泉，遇寒则寒湿，遇热则湿热，遇到 2015 年太阴湿土司天、太阳寒水在泉，寒湿之邪下注，故双下肢浮肿，用该年的运气方备化汤迅速显效。

2016 年二诊时，用黄连汤加黄连茯苓汤化裁。《伤寒论》第 173 条："伤寒，胸中有热，胃中有邪气，腹中痛，欲呕吐者，黄连汤主之。"患者下午 2 ～ 3 点低热，属于阳明病欲解时，胃中阳明有热，患者出生于 1958 年上半年，太阳寒水司天，又有寒气，腹中痛，呕吐，又遇 2016 年水运太过，寒、湿、热夹杂，以黄连汤加黄连茯苓汤化裁。

病案 2

杨某，男。出生日期：1968 年 11 月。

首诊时间：2016 年 2 月 7 日。

主诉：容易紧张、手颤抖、多梦、嗜睡半年。大便不成形，下肢抽筋，打鼾。

附子 12g	干姜 9g	生地黄 15g	木瓜 30g
牛膝 20g	茯苓 30g	天麻 20g	泽泻 10g
防风 10g	炙甘草 9g	钩藤 20g	

二诊：2月10日。

紧张稍微好转，上方附子减至9g，加乌梅30g。

共7剂。

三诊：2年27日。

诸症明显好转。

四诊：2017年2月25日。

容易紧张、手颤抖复发1个月，多梦、嗜睡，大便不成形，质黏，下肢抽筋，打鼾。

茯苓 20g	黄连 12g	车前子 15g	麦冬 10g
清半夏 12g	通草 10g	黄芩 10g	甘草 9g
制远志 10g	生姜 6g	竹茹 9g	牡蛎 30g
天麻 15g	木瓜 30g		

按语：同是容易紧张、手颤抖的症状，治法先以温化寒湿，后以清化湿热，都可获效，这与患者发病时的运气密切相关，初病时2015年太阳寒水在泉时，复病时为水运太过之时，用的都是运气方，一个是备化汤，一个是黄连茯苓汤。备化汤开始服用的时加了熄风止痉的药物，效果还未显现，后根据1968年下半年厥阴风木在泉的运气特点，2016年少阳相火司天，厥阴风木在泉的运气特点加乌梅30g后，效果明显增加。正如真武汤证"太阳病发汗，汗出不解……头晕，身瞤动，振振欲擗地者，真武汤主之"。此时的乌梅相当于白芍的作用。

五诊3月5日诸症好转。

半夏泻心汤＋乌梅丸＋备化汤

病案

孟某，女。出生日期：1967年5月18日。

首诊时间：2015年11月19日。

主诉：上腹部胀痛2个月。大便不成形，肠鸣，舌质淡，苔白腻微黄，脉沉细。

| 人参 10g | 姜半夏 10g | 黄连 6g | 黄芩 10g |
| 生姜 10g | 干姜 6g | 炙甘草 9g | 大枣 10g |

二诊：12 月 5 日。

诸症改善不明显。伴有心慌，夜间 2 点易醒，腰冷，阵发性出汗发热，晨起眼睛浮肿。

乌梅 30g	人参 10g	细辛 6g	桂枝 10g
干姜 9g	附子 15g	当归 10g	黄柏 10g
黄连 9g	花椒 6g		

三诊：12 月 12 日。

上腹部胀痛、大便不成形、肠鸣明显好转。出现腰酸、腰沉。

附子 18g	干姜 9g	天麻 15g	木瓜 30g
茯苓 20g	覆盆子 20g	泽泻 10g	牛膝 15g
生地黄 20g			

四诊：12 月 19 日。

腰酸、腰沉好转。

按语： 按照以往经验，若上腹部出现胀满并伴有肠鸣一般考虑泻心汤证，患者服用一周后未起效。二诊时再三询问患者的伴随症状，发现患者有夜间 2 点易醒厥阴病欲解时的症状，患者出生之年的运气含有厥阴风木不足，综合考虑，乌梅丸应该对证，服用一周后上腹部胀满明显缓解。但是患者出现腰酸、腰沉重的情况，分析有两种原因，一是乌梅丸里苦寒之品伤及机体的阳气，二是通过乌梅丸调理后，1967 年太阴湿土，太阳寒水之气符合 2015 年的运气，故三诊时选用该年的运气方备化汤，腰酸及腰沉重一周后消失。

大柴胡汤 + 黄连茯苓汤

病案

马某，男。出生日期：1970 年 10 月。

首诊时间：2016 年 7 月 10 日。

主诉：便秘 3 个月，伴有口苦。

柴胡 15g	清半夏 12g	黄连 9g	酒大黄 10g
炒枳实 10g	黄芩 10g	瓜蒌 30g	制远志 12g
通草 9g	麦冬 15g	炙甘草 9g	

共 5 剂。

二诊：2017 年 3 月 2 日。

便秘、口苦消失。刻下大便质黏，入眠困难，舌苔黄腻，脉滑。

炒枳实 12g	清半夏 10g	黄连 12g	竹茹 9g
黄芩 10g	瓜蒌 30g	制远志 12g	通草 9g
麦冬 15g	炙甘草 9g	茯神 20g	

按语：患者初诊时为水运太过的 2016 年，就诊时的 7 月，正值三之气少阳相火加临少阳相火，水火相结，蕴结大肠为病。选用大柴胡汤合该年的运气方黄连茯苓汤加减。为什么少阳病会出现便秘呢？按照三阳的传变规律，少阳经下传至阳明经，阳明经热，故出现便秘。

二诊是半年以后的 2017 年，3 月处在该年的一之气，太阴湿土加临厥阴风木。而患者出生于 1970 年的太阴湿土在泉之时，逢 2017 年的一之气太阴湿土之时，湿遇该年阳明燥金之热，湿热下注，蕴结大肠，出现大便质黏，湿热蕴结太阴，太阴病欲解不解，故入眠困难。选 2016 年的运气方黄连茯苓汤向黄连温胆汤过渡的组方。

黄连茯苓汤＋苁蓉牛膝汤

病案 1

孙某：男。出生日期：1987 年 6 月 23 日。

首诊时间：2016 年 9 月 14 日。

主诉：腰酸乏力 5 个月。2016 年 4 月 1 日酒后出现腰酸乏力，伴有后背、下肢乏力，嗜睡，大便不成形，脉弦滑。

茯苓 20g	黄连 9g	车前子 20g	麦冬 10g
清半夏 12g	通草 10g	黄芩 10g	炙甘草 9g
制远志 12g	生姜 10g	大枣 10g	木瓜 30g
乌梅 30g			

二诊：9 月 20 日。

腰部、后背乏力好转，嗜睡好转，睡眠质量差。上方减乌梅继服 1 周。

三诊：2017 年 3 月 7 日。

去年服药后痊愈。刻下腰酸 2 周，大便不成形，质黏，左脉沉细，右脉弦。

赤茯苓 15g	黄连 9g	盐车前子 15g	麦冬 10g
清半夏 10g	通草 10g	黄芩 10g	炙甘草 9g

| 制远志 10g | 木瓜 30g | 醋乌梅 30g | 怀牛膝 15g |
| 肉苁蓉 15g | 鹿角霜 15g | 独活 2g | |

四诊：3 月 14 日。

腰酸好转。

按语：两次同样都是腰酸，但是处方的思路截然不同，还要从运气上考虑。2016 年水运太过，水湿之邪蕴结腰府，故选用该年的运气方黄连茯苓汤，虽然患者出生之时没有多少水湿运气的成分，但后天的饮酒生活方式加重了其体内湿气停留的表现。二诊时睡眠质量不好，考虑过用酸性的药物，助湿留邪，所以去掉乌梅。

三诊时是 2017 年，患者素有饮酒史，体内湿气停留，1987 年和 2017 年皆是木运不及之年，如果单独采用该年的运气方苁蓉牛膝汤的话，也容易助湿留邪，并且 2017 年 3 月为一之气太阴湿土加临厥阴风木，还是要考虑湿邪的因素，所以选用黄连茯苓汤合苁蓉牛膝汤加减治疗。

病案 2

周某，女。出生日期：1963 年 7 月 9 日。

首诊时间：2016 年 8 月 6 日。

主诉：下颌淋巴结肿大 8 年。分别于 2008 年、2015 年做过下颌淋巴结摘除手术。大便质黏，上腹部疼痛。

茯苓 20g	黄连 6g	连翘 30g	清半夏 12g
制远志 12g	车前子 15g	浙贝母 20g	薏苡仁 30g
人参 12g	炒枳实 12g	威灵仙 10g	仙鹤草 20g

共 5 剂。

二诊：8 月 11 日。

下颌淋巴结肿大明显缩小，上腹部无疼痛。上方继服。

三诊：2017 年 3 月 1 日。

去年服药后下颌淋巴结肿大明显好转。刻下：夜卧腰痛，左下肢麻木，大便不成形，舌质红，左脉沉细，右脉滑。

肉苁蓉 20g	川牛膝 15g	熟地黄 15g	当归 12g
炒白芍 15g	醋乌梅 30g	炙甘草 10g	鹿角霜 20g
木瓜 30g	黄连 9g	通草 10g	

四诊：3 月 7 日。

夜卧腰痛好转，仍有下肢麻木、视力模糊。上方加天麻 15g，密蒙花 12g。

共 7 剂。

五诊：3 月 14 日。

诸症好转，有时咳嗽。上方加茯苓 20g。

按语：该患者的发病具有明显的运气特点，2016 年太过之水运及 2017 年木运不及之运，明显影响到了患者的疾病。

黄连温胆汤＋苁蓉牛膝汤

病案 1

胡某，女。出生日期：1929 年 11 月。

首诊时间：2017 年 3 月 1 日。

主诉：肠鸣腹痛半年。2016 年 8 月开始出现肠梗阻腹痛，西医一直保守治疗，效果不明显，舌质红，苔黄腻，脉滑。

黄连 12g	黄芩 10g	乌梅 30g	炙甘草 9g
炒枳实 12g	木瓜 30g	生姜 9g	清半夏 15g
炒白芍 20g			

共 4 剂。

二诊：3 月 4 日。

腹痛、肠鸣明显好转，左下肢浮肿，上方继服。

三诊：3 月 9 日。

腹痛明显好转，由于口服硝苯地平降压片致足踝浮肿，大便秘结。

黄连 9g	黄芩 10g	乌梅 30g	炙甘草 10g
炒枳实 12g	木瓜 30g	生姜 9g	清半夏 15g
炒白芍 20g	肉苁蓉 20g	熟地黄 10g	当归 10g

共 5 剂。

四诊：3 月 14 日。

腹痛痊愈，便秘好转。

按语：该患者近 90 岁高龄，初诊时的腹痛还是受 2016 年水运太过影响，由于患者出生于 1929 年 11 月，少阳相火在泉，五之气太阴湿土加临阳明燥金，由于就诊时间是在 2017 年木运不及之年，所以选用黄连温胆汤加乌梅、木瓜、白芍以养厥阴。

病案 2

孔某，女。出生日期：1971 年 2 月 18 日。

首诊时间：2017 年 2 月 28 日。

主诉：口气重，晨起口苦多年。腰痛、腰酸，舌苔黄微腻，脉濡细。

清半夏 12g	黄连 9g	陈皮 12g	炒枳实 12g
竹茹 12g	甘草 9g	牡蛎 30g	茯神 20g
乌梅 40g	黄芩 10g	木瓜 30g	肉苁蓉 20g
牛膝 15g	当归 10g	炒白芍 10g	

共 4 剂。

二诊：3 月 4 日。

口气重、口苦明显好转，腰痛稍微好转。上方加熟地黄 20g，鹿角霜 20g，炒白术 12g。

三诊：3 月 10 日。

口气重、腰痛明显好转。上方继服。

按语：患者出生于 1971 年 2 月，具有厥阴风木不足的体质，就诊时间在木运不及的 2017 年 2 月，一之气太阴湿土加临厥阴风木之际，因患者有湿，又有血虚的情况，所以选黄连温胆汤合苁蓉牛膝汤化裁而愈。

病案 3

于某，女。出生日期：1985 年 2 月 20 日。

首诊时间：2017 年 1 月 11 日。

主诉：心慌 5 天。多梦，大便质黏，舌苔黄腻，脉滑。

清半夏 12g	黄连 12g	制远志 12g	炒枳实 12g
竹茹 15g	甘草 9g	牡蛎 30g	茯神 20g
黄芩 10g	通草 9g	麦冬 20g	生姜 9g

二诊：5 月 6 日。

药后心慌好转，月经量增多。刻下：月经量少，乏力，手麻木，多梦，便秘。末次月经 4 月 12 日。

肉苁蓉 30g	牛膝 15g	熟地黄 10g	当归 10g
炒白芍 20g	乌梅 30g	炙甘草 9g	鹿角霜 20g
木瓜 30g	通草 10g	黄芩 10g	黄连 6g

按语：该病案和病案 2 发病的病机有相似之处，具有太阴湿土病机的同时，又具有厥阴风木的病机，或者二者相兼。有时候很多疾病的转化，都是渐渐转变

过来的。

黄连茯苓汤＋枳实消痞散＋苁蓉牛膝汤

病案

王某，女。出生日期：1983 年 2 月 22 日。

首诊时间：2016 年 9 月 29 日。

主诉：流口水 2 个月。大便质黏，舌苔黄腻，脉滑。怀孕 4 个月。

茯苓 20g	黄连 9g	车前子 10g	麦冬 10g
清半夏 10g	通草 9g	黄芩 10g	甘草 9g
生姜 9g	乌梅 30g	炒枳实 10g	竹茹 10g

二诊：10 月 11 日。

流口水基本痊愈，出现上腹部胀满。

人参 10g	炒枳实 10g	乌梅 30g	清半夏 12g
黄连 9g	生姜 9g	焦山楂 12g	炙甘草 9g
炒神曲 10g	炒麦芽 15g	黄芩 10g	

三诊：2017 年 7 月 28 日。

2016 年服药后诸症好转。刻下乳汁偏少 1 周，海边游玩后皮癣、皮屑脱落 20 天，伴有脱发，舌质淡，脉沉细。

肉苁蓉 20g	牛膝 15g	熟地黄 20g	当归 10g
炒白芍 20g	乌梅 30g	炙甘草 9g	鹿角霜 20g
木瓜 30g	通草 12g		

四诊：8 月日。

乳汁增多，皮癣开始好转。

按语：1983 年的运气是火运不足，容易生湿，适逢 2016 年水运太过，水湿泛滥，以黄连茯苓汤驱逐水邪，加乌梅也是考虑到患者已孕 4 个月，防止祛湿伤阴。1983 年的上半年以及 2016 年的下半年皆是厥阴风木司天或是在泉之时。

患者三诊时是 2017 年，该年运气是木运不及，乳汁为肝血所化生，今木运不及无以化生乳汁，血不养发故亦脱发，皮癣、皮屑脱落也是血虚生风之表现，故选用该年的运气方苁蓉牛膝汤，7 剂显效。

黄连茯苓汤 + 温经汤

病案

张某，女。出生日期：1983 年 11 月 1 日。

首诊时间：2016 年 9 月 15 日。

主诉：咳嗽 1 个月，咽痒。大便不成形，乏力，嗜睡，睡眠质量差，口气重，皮肤湿疹。舌质淡，苔白腻微黄、脉滑。

茯苓 20g	黄连 9g	车前子 20g	麦冬 20g
清半夏 12g	通草 10g	黄芩 10g	甘草 10g
制远志 10g	生姜 10g	大枣 10g	旋覆花 10g

二诊：9 月 20 日。

诸症好转。上方继服。

三诊：9 月 24 日。

咳嗽痊愈。月经延期 10 天，上肢有酸累感。

麦冬 30g	吴茱萸 10g	当归 10g	川芎 10g
炒白芍 10g	人参 10g	桂枝 10g	牡丹皮 10g
生姜 10g	炙甘草 9g	清半夏 10g	阿胶 10g

共 5 剂。

按语：1983 年 11 月属于火运不及，五之气太阴湿土加临阳明燥金，逢水运太过的 2016 年，寒水流行邪害心火，火克肺金，肺失宣降，故咳嗽，以运气方黄连茯苓汤主之。

三诊时月经延期，考虑还是与长时间咳嗽不愈有关系，选用降阳明的温经汤。温经汤和乌梅丸有些相似之处，都是从多个经进行干预。君药麦冬入阳明经，有降阳明的作用，人参入太阴，配合麦冬一升一降，还包含四物汤养厥阴之意，吴茱萸入厥阴肝，温肝经，防止血虚寒凝肝脉，桂枝入太阳膀胱经，阿胶入少阴，滋水以涵木，牡丹皮入少阴、厥阴退虚热，至于半夏，《本经疏证》记载："《内经》所谓卫气行于阳，不得入于阴，为不寐，饮以半夏汤，阴阳既通，其卧立至。"说明半夏具有交通阴阳的作用，生姜、大枣为太阴、阳明经用药，组方十一位药物，三阴经面面俱到，加太阳经之桂枝以温化阴血，推动月经的到来。

黄连茯苓汤＋龙胆泻肝汤

病案 1

张某，男。出生日期：1956 年 1 月 27 日。

首诊时间：2016 年 11 月 3 日。

主诉：胸闷半年。气短、心烦，夜间身体瘙痒，舌质淡，苔微黄腻，脉濡。

姜半夏 12g	茯苓 20g	竹茹 12g	郁金 20g
麦冬 20g	制远志 12g	石菖蒲 10g	黄连 6g
通草 9g	黄芩 10g	炒枳实 12g	炙甘草 10g

二诊：11 月 17 日。

胸闷气短、心烦及夜间身体瘙痒明显好转。

三诊：11 月 30 日。

胸闷痊愈。

四诊：2017 年 3 月 15 日。

近 1 个月来，夜间 9 点后盗汗严重，下半身、阴部瘙痒。

龙胆 10g	栀子 10g	黄芩 10g	柴胡 15g
生地黄 20g	车前子 20g	泽泻 12g	川木通 6g
当归 10g	黄柏 15g	牛膝 15g	通草 9g

五诊：3 月 28 日。

盗汗、湿疹好转。上方继服 1 周，诸症消失。

按语：1956 年以及 2016 年皆是水运太过，阴乘阳位，胸痹乃作，用该年的运气方黄连茯苓汤加减，效果非常明显。关键四诊时，患者出现盗汗，会阴部尤其严重，2017 年 3 月处于一之气太阴湿土加临厥阴风木，1956 年 1 月 27 日处于少阳相火司天之时，太阴湿土蕴结少阳相火，自然首选龙胆泻肝汤。

病案 2

朱某，男。出生日期：1968 年 9 月 26 日。

首诊时间：2016 年 12 月 12 日。

主诉：下肢胀痛半年，后背发热 4 个月。舌质红，苔黄腻，脉滑。

茯苓 20g	黄连 12g	车前子 20g	麦冬 15g
清半夏 12g	通草 10g	黄芩 10g	甘草 9g
制远志 12g	牛膝 25g	泽泻 20g	木瓜 30g

共 5 剂。

二诊：12 月 7 日。

诸症好转，感觉后背疼痛。上方加乌梅 40g。

共 5 剂。

三诊：12 月 27 日。

仍有肩部及后背疼痛。

龙胆 12g	栀子 10g	车前子 20g	柴胡 15g
清半夏 12g	黄芩 10g	甘草 9g	川木通 10g
生地黄 20g	泽泻 20g	木瓜 30g	炒枳实 15g
当归 10g			

共 7 剂。

四诊：2017 年 1 月 3 日。

颈部疼痛好转，有烧心感。上方减龙胆 6g，加吴茱萸 6g。

共 7 剂。

五诊：1 月 10 日。

烧心感、颈部疼痛痊愈，下肢、腹部疼痛，大便发热。

茯苓 20g	黄连 12g	车前子 20g	麦冬 20g
清半夏 12g	通草 9g	黄芩 10g	甘草 9g
制远志 12g	牛膝 25g	泽泻 20g	木瓜 30g
炒枳实 12g	淡竹叶 9g		

按语：按照 2016 年的运气，初诊服用黄连茯苓汤，症状得到改善。但二诊时后背以及肩部疼痛没有缓解，1968 年和 2016 年下半年皆属于厥阴风木在泉之时，舌苔黄腻，说明湿热之邪蕴结在肝胆经，更方龙胆泻肝汤后明显见效，不过由于龙胆剂量过大，出现苦寒伤胃的烧心情况，遂减少龙胆剂量，加吴茱萸，诸症改善。

清暑益气汤＋黄连茯苓汤＋黄连温胆汤

病案

王某，出生日期：1970 年 12 月 15 日。

首诊时间：2016 年 10 月 5 日。

主诉：后背疼痛多年，加重 1 个月。伴有口疮，嗝气，乏力，腰痛，后背晚上 7～11 点瘙痒，小便量少，大便不成形。舌质淡，苔白腻，脉沉细。

党参 20g	黄芪 20g	当归 10g	炒白术 10g
苍术 12g	升麻 9g	葛根 20g	泽泻 12g
炒神曲 20g	麦冬 10g	五味子 9g	炙甘草 9g
醋青皮 9g	陈皮 10g	黄柏 10g	黄连 6g

共 6 剂。

二诊：10 月 11 日。

服药第二天瘙痒好转，自觉手脚肿胀感消失，身体轻松，后背疼痛等诸症好转。上方继服。

三诊：10 月 18 日。

嗝气，上方加厚朴 15g。

四诊：11 月 3 日。

右下颌淋巴结疼痛，舌苔黄腻，脉滑。

茯苓 20g	黄连 10g	酒大黄 9g	麦冬 29g
清半夏 12g	通草 9g	黄芩 10g	炙甘草 9g
制远志 12g	生姜 10g	大枣 10g	

五诊：11 月 17 日。

淋巴结疼痛好转。晨起咽干，考虑少阳病欲解时，加柴胡 15g。

六诊：11 月 29 日。

夜间 7 点感觉乏力，考虑阳明不降，加肉桂 6g，细辛 3g，以引火归原。

七诊：12 月 11 日。

夜间 7 点乏力好转。

八诊：2017 年 3 月 7 日。

眩晕伴有小便灼热 1 周。

清半夏 12g	黄连 12g	陈皮 10g	炒枳实 12g
竹茹 12g	炙甘草 9g	牡蛎 30g	茯苓 20g
细辛 3g	通草 10g	车前子 10g	

九诊：3 月 15 日。

足趾疼痛，上方加黄柏 12g，怀牛膝 15g。

十诊：

足趾疼痛好转。

按语：患者的发病时间是 2016 年 9 月份，太阳寒水加临太阴湿土四之气，从伴随症状和舌苔脉象上看，李东垣的清暑益气汤还是比较对证的。患者夜间 7 ～ 11 点后背皮肤瘙痒，依然考虑阳明病和太阴病欲解时。

患者四诊时右下颌淋巴结疼痛，舌苔黄腻，脉滑，为一派湿热的情况，表现为太阴湿土的问题，又回归到该年的运气上来了，以黄连茯苓汤加减。

患者于 1970 年 12 月太阴湿土在泉之时出生，2017 年 3 月 7 日八诊时，分析为湿热上扰清窍且同时具有湿热下注的情况，以黄连温胆汤加减。

黄连温胆汤 + 血府逐瘀汤 + 乌梅丸

病案

边某，女。出生日期：1949 年 10 月 1 日。

首诊时间：2017 年 2 月 25 日。

主诉：口干半年。大便不成形、质黏，夜间 3 点易醒，舌苔黄腻，脉滑。

姜半夏 12g	黄连 9g	陈皮 12g	炒枳实 12g
竹茹 9g	炙甘草 9g	牡蛎 30g	茯神 20g
麦冬 20g	制远志 12g	通草 10g	车前子 15g
生姜 9g			

二诊：3 月 3 日。

口干明显好转，上方继服。

三诊：3 月 11 日。

感觉心慌，上方加人参 10g。

四诊：5 月 16 日。

后背疼痛大半年，夜间 2～3 点易醒，大便不成形，舌质淡紫，脉涩。

柴胡 15g	桔梗 10g	牛膝 15g	枳壳 12g
川芎 10g	当归 10g	生地黄 15g	赤芍 20g
木瓜 30g	红花 12g	炙甘草 9g	黄芩 10g

五诊：5 月 24 日。

后背疼痛好转，夜间 2～3 点仍易醒，上方加乌梅 30g。

六诊：6 月 1 日。

诸症好转，晨起咯痰色黄，夜间 2～3 点仍易醒，舌质淡，苔微黄腻，脉沉细。

乌梅 50g	红参 10g	桂枝 10g	细辛 6g
当归 10g	干姜 6g	附子 9g	黄柏 10g
黄连 10g	川椒 3g		

七诊：6 月 8 日。

后背疼痛和睡眠质量明显好转，夜间易醒症状痊愈。

按语：2017 年一之气为太阴湿土加临厥阴风木，湿气还是比较旺盛的，有一句谚语是"春雨贵如油"，但是该年的一之气，雨水一点也不贵，若三天两头下雨，并且雨量还不小的话，湿气较重，自然而然影响机体，尤其是对太阴湿土，太阳寒水体质的人影响更大。患者出生于太阴湿土司天、太阳寒水在泉的 1949 年，从舌苔脉象上看属于湿热内蕴，2017 年厥阴风木不足，易于蕴结在肝胆经，夜间 3 点易醒也说明这一点。

二诊时口干明显缓解，到了六诊时，抓住夜间 2 ～ 3 点易醒的证候特点，大胆应用乌梅丸，终于药到病除。

乌梅丸＋血府逐瘀汤

病案

赵某，女。出生日期：1948 年 6 月。

首诊时间：2016 年 11 月 26 日。

主诉：左上肢疼痛 3 天。夜间 2 ～ 3 点易醒，舌质淡，舌尖红，脉沉细。高血压病史。

乌梅 50g	附子 12g	干姜 9g	人参 10g
桂枝 10g	细辛 6g	当归 10g	黄柏 10g
黄连 12g	花椒 6g		

共 5 剂。

二诊：12 月 1 日。

左上肢疼痛明显好转，夜间易醒由 2 ～ 3 点延迟至 3 ～ 4 点，脉小弦，舌质淡紫。

柴胡 15g	桔梗 10g	牛膝 15g	枳实 12g
川芎 9g	当归 10g	生地黄 15g	赤芍 20g
桃仁 10g	红花 9g	人参 10g	姜黄 15g
乌梅 40g			

三诊：12 月 6 日。

服上方后，睡眠改善，血压维持在 130/90mmHg。

按语：患者发病在 2016 年，六之气刚刚开始之际，此时的运气是厥阴风木加临太阳寒水，患者又具有夜间 2 ～ 3 点易醒的情况，乌梅丸主之。二诊时夜间早醒由 3 点厥阴病欲解时延迟至少阳病欲解时的 3 ～ 4 点，患者出生于 1948 年的 6 月，少阴君火司天之时，舌质淡紫，有瘀血在内，选用具有降阳明作用的血府逐瘀汤来清少阳、少阴之火。

黄连茯苓汤 + 龙胆泻肝汤

病案

朱某，男。出生：1968 年 9 月 26 日。

首诊时间：2016 年 12 月 12 日。

主诉：下肢胀痛半年，后背疼痛、发热 4 个月。舌苔黄腻，脉滑。

茯苓 2g	黄连 4g	车前子 2g	麦冬 2g
清半夏 2g	通草 4g	黄芩 1g	甘草 3g
制远志 2g	牛膝 5g	泽泻 2g	木瓜 3g
炒枳实 2g			

二诊：12 有 17 日。

下肢胀痛好转，后背仍疼痛、发热，上方加乌梅 40g。

三诊：12 月 22 日。

后背仍疼痛，上方加郁金 20g。

四诊：12 月 27 日。

肩部、后背仍疼痛。

龙胆 6g	栀子 10g	车前子 20g	柴胡 15g
清半夏 12g	黄芩 10g	甘草 9g	川木通 6g
生地黄 20g	泽泻 10g	木瓜 30g	炒枳实 12g
当归 10g			

五诊：2017 年 1 月 3 日。

疼痛明显好转，胸部烧心，上方加吴茱萸 6g。

六诊：1 月 10 日。

诸症好转。

按语：1968 年 9 月 26 日的运气特点：年运火运太过，少阳相火司天，厥阴风木在泉，五之气太阳寒水加临阳明燥金。2016 年水运太过，下半年厥阴风木在泉。初诊时我们根据患者的舌苔脉象，套用该年的运气方：黄连茯苓汤，但是除了下肢胀痛好转外，后背疼痛毫无改善。四诊时重新分析运气，认为湿热之邪不是邪害心火，而是蕴结在肝胆上，选用龙胆泻肝汤，一周后后背疼痛明显好转。出现烧心的症状，考虑患者本身体内还有太阳寒水的运气在里面，龙胆泻肝汤过于苦寒，会伤及脾阳，加吴茱萸以散寒。

黄连温胆汤＋乌梅丸

病案 1

李某，男。出生日期：1971 年 1 月 16 日。

首诊时间：2016 年 12 月 15 日。

主诉：头痛、四肢酸、咳嗽 2 个半月。夜间 2 点咳嗽加重，易醒，大便质黏。

清半夏 12g	黄连 10g	制远志 10g	炒枳实 12g
竹茹 10g	甘草 9g	牡蛎 30g	茯神 20g
天麻 15g	生姜 10g	车前子 20g	麦冬 10g
大枣 10g			

二诊：12 月 20 日。

头痛、四肢疼痛好转，入眠困难，夜间 2 点仍易醒，心慌、眼睛干涩。眼科检查示：玻璃体浑浊。上方加乌梅 30g，去天麻。

三诊：2017 年 1 月 11 日。

入眠困难好转，心慌好转。喷嚏、流鼻涕 1 周，上方加防风 10g，蝉蜕 12g。共 3 剂。

四诊：2017 年 1 月 14 日。

夜间 2 点喷嚏多，大便质黏。

乌梅 50g	附子 9g	干姜 6g	人参 10g
桂枝 10g	细辛 6g	当归 10g	黄柏 10g
黄连 12g	花椒 6g		

五诊：

诸症消失。继服 1 周。

按语：1971 年 1 月 16 日，大寒还没有交节气，还处于太阴湿土在泉的 1970 年，但逐渐向厥阴风木司天的 1971 年过渡，2016 年之太过之水蕴结于肌肉筋膜，脾主肌肉，肝主筋膜，出现四肢酸痛；邪犯清阳，故头痛。以该年的运气方黄连茯苓汤合黄连温胆汤化裁。

二诊时仍夜间 2 点易醒，考虑和 2016 年下半年厥阴风木在泉的运气有关，加乌梅 30g。

三诊时出现喷嚏、流鼻涕的症状。夜间 2 点厥阴病欲解时加重，综合分析运气特点，乌梅丸原方获效。

病案 2

叶某，男。出生日期：1966 年 5 月 20 日。

首诊时间：2016 年 7 月 18 日

主诉：上腹部胀满大半年。大便不成形，夜间 2 点易醒。乙型肝炎病史。

乌梅 50g	附子 6g	干姜 9g	人参 10g
桂枝 10g	细辛 6g	当归 10g	黄柏 12g
黄连 12g	花椒 6g		

二诊：7 月 26 日。

上腹部胀满明显好转，精神好转。

三诊：8 月 23 日。

夜间入眠困难，舌苔黄腻，脉滑。

清半夏 12g	黄连 10g	陈皮 10g	炒枳实 10g
竹茹 15g	甘草 9g	牡蛎 30g	茯神 20g
肉桂 6g	生姜 9g		

按语：患者有夜间 2 点易醒的情况，我们首先考虑乌梅丸证，但也不是说所有的夜间 2 点易醒，就一定是乌梅丸证，因为夜间 2 点也是少阴病和太阴病欲解时的重叠时间。患者三诊时已经是近一个月以后了，从症状上看已经不是乌梅丸证了，从舌苔脉象上看属于湿热扰神的证候，2016 年寒水流行，易出现邪害心火的情况，故选黄连温胆汤化裁以清心安神。

黄连茯苓汤 + 升明汤

病案 1

苏某，女。出生日期：1947 年 11 月。

首诊时间：2016 年 12 月 17 日。

主诉：后背发热、足发冷半年。大便质黏，口干，入眠困难，心烦，舌苔黄腻，脉滑。风湿性心脏病术后 3 年。

茯苓 20g	黄连 12g	车前子 20g	麦冬 30g
清半夏 12g	通草 10g	黄芩 10g	甘草 9g
制远志 12g	生姜 9g	大枣 10g	

二诊：12 月 21 日。

心烦好转，后背仍发热。上方加丹参 30g，醋青皮 12g。

三诊：12 月 27 日。

以前下肢无汗，目前开始出汗，仍失眠，脉小弦。

茯苓 20g	黄连 12g	车前子 20g	麦冬 30g
清半夏 12g	通草 10g	黄芩 10g	甘草 9g
制远志 12g	生姜 9g	大枣 10g	竹茹 12g
丹参 30g	醋青皮 12g	夏枯草 30g	酸枣仁 20g
蔷薇花 15g			

四诊：2017 年 1 月 2 日。

后背发热好转，失眠改善。

酸枣仁 20g	醋青皮 9g	清半夏 12g	车前子 20g
生姜 9g	甘草 10g	紫檀 6g	炒酸枣仁 15g
蔷薇花 15g			

按语：患者初诊时服用的是该年的运气方：黄连茯苓汤，对于水运太过，邪害心火所致的心烦效果很好。但是后背仍然发热，失眠，分析 1947 年下半年的运气是少阳相火在泉，2016 年的运气也是少阳相火司天，厥阴风木在泉，有少阳相火内郁的情况，所以三诊时加了该年的运气方升明汤，以透散少阳郁火。四诊时后背发热明显好转，直接改成升明汤，结果失眠痊愈。

病案 2

李某，女。出生日期：1968 年 8 月 26 日。

首诊时间：2016 年 9 月 27 日。

主诉：下肢瘙痒 10 年，复发 2 年。自 2015 年下肢瘙痒加重，伴有心慌，大便质黏，失眠，活动后虚汗多，夜间盗汗，夜间 11 ～ 2 点易醒，皮肤瘙痒夜间加重，头痛恶心，舌苔黄腻，脉滑。乳腺癌术后 2.5 年。

茯苓 2g	黄连 12g	车前子 20g	清半夏 12g
通草 9g	黄芩 10g	甘草 12g	远志 12g
生姜 9g	乌梅 30g	白鲜皮 30g	防风 10g
土茯苓 20g			

二诊：10 月 4 日。

大便质黏、夜间失眠、头痛、恶心好转，下午 3 点后及夜间下肢皮肤瘙痒加重。上方加石膏 60g。

三诊：10 月 13 日。

瘙痒没有改善。舌苔黄腻，脉弦滑。

| 酸枣仁 30g | 醋青皮 12g | 清半夏 10g | 盐车前子 15g |
| 甘草 9g | 生酸枣仁 20g | 檀香 6g | 蔷薇花 12g |

四诊：10 月 20 日。

皮肤瘙痒明显好转，眠可，舌苔黄腻，脉弦滑。

酸枣仁 10g	醋青皮 12g	清半夏 10g	盐车前子 20g
甘草 15g	生酸枣仁 20g	黄连 15g	蔷薇花 12g
酒大黄 15g	川木通 6g		

五诊：10 月 30 日。

下肢皮肤瘙痒明显好转，皮肤开始光滑。

按语：从患者的诸多症状上看，病机属于湿热内蕴，2016 年水运太过，水邪化热，蕴结皮肤，以致瘙痒复发加重，方用黄连茯苓汤加减，除皮肤瘙痒没有改善外，其他诸症得到改善。二诊时下午 3 点诸症加重，原以为是阳明不降，加石膏以降阳明，事实证明是错误的。

从运气方面重新思考，患者出生于 1968 年，少阳相火司天，厥阴风木在泉，2016 年亦是少阳相火司天，厥阴风木在泉，患者虽然服用黄连茯苓汤后诸多症状得到缓解，但是疾病深层次的病机：少阳相火内郁没有改善，故选用该年的运气方：升明汤，几天后就见效，10 天后皮肤开始变得光滑。

病案 3

孙某，出生日期：1960 年 12 月 3 日。

首诊时间：2016 年 10 月 5 日。

主诉：湿疹半年，加重 1 周。口气重，大便质黏，舌苔黄腻，脉滑。血糖 10.9mmol/L。

茯苓 20g	黄连 12g	车前子 20g	清半夏 12g
通草 9g	黄芩 10g	炙甘草 9g	制远志 12g
生姜 10g	徐长卿 20g	麦冬 15g	大枣 10g
白鲜皮 30g			

共 7 剂。

二诊：10 月 12 日。

夜间瘙痒好转，上方继服。

三诊：10 月 26 日。

血糖 8.2mmol/L。上方暂停。

四诊：12 月 20 日。

夜间瘙痒加重。上方继服。

五诊：12 月 27 日。

夜间瘙痒改善不明显，舌质红，脉弦。

酸枣仁 20g	醋青皮 12g	清半夏 12g	车前子 20g
生姜 9g	甘草 9g	檀香 6g	炒酸枣仁 10g
蔷薇花 15g			

共 4 剂。

六诊：2017 年 1 月 5 日。

夜间瘙痒明显好转。上方加黄连 12g，防风 12g。

七诊：1 月 10 日。

夜间 10 ～ 2 点瘙痒加重。舌质红，苔黄腻，脉滑。

茯苓 20g	黄连 12g	车前子 20g	清半夏 12g
通草 12g	黄芩 10g	炙甘草 9g	制远志 12g
生姜 9g	大枣 10g	白鲜皮 30g	郁金 20g
紫草 20g	麦冬 10g	土茯苓 30g	徐长卿 20g

共 4 剂。

八诊：1 月 18 日。

夜间瘙痒好转。上方继服。

按语：患者湿疹反复发作半年余，治疗期间也有反复，不是无效，而是期间病机发生了变化，初诊时符合了 2016 年水运太过的运气特点，所以用黄连茯苓汤症状明显好转，血糖也跟着下降。四诊时夜间瘙痒加重，2016 年属于少阳相火司天，厥阴风木在泉。《三因积一病证方论》中载，升明汤"治寅申之岁，少阳相火司天，厥阴风木在泉，病者气郁热，血溢目赤，咳逆头痛，胁满呕吐，胸臆不利，聋瞑渴，身重心痛，阳气不藏，疮疡烦躁。"患者阳气内郁，服用该年的运气方：升明汤，四剂明显改善。十天后患者舌苔又变成黄腻，夜间 10 ～ 2 点瘙痒加重，为太阴病欲解时，太阴湿热叠加，又回到初诊时的处方得效。

柴胡桂枝干姜汤 + 乌梅丸

病案 1

郭某，女。出生日期：1980 年 4 月。

首诊时间：2016 年 9 月 25 日。

主诉：下肢有紫斑 10 天。膜性肾病病史多年，尿微量白蛋白 830mg/L。舌质淡，脉弦。

柴胡 30g	天花粉 20g	桂枝 12g	炮姜 12g
黄芩 10g	牡蛎 30g	炙甘草 12g	仙鹤草 30g
人参 12g			

共 7 剂。

二诊：10 月 20 日。

下肢紫斑消失，中午腰酸，下肢酸麻胀痛，下半夜尿频。上次服药后尿微量白蛋白由 830mg/L 降至 150mg/L。

乌梅 50g	附子 12g	干姜 9g	人参 10g
桂枝 12g	细辛 6g	当归 10g	黄柏 12g
黄连 10g	花椒 6g		

按语：1980 年 4 月为少阳相火司天之气，二之气太阴湿土加临少阴君火。2016 年 9 月 25 日正值五之气太阳寒水加临阳明燥金。一少阳火，一太阴湿土中太阳寒水，再根据舌脉，拟用柴胡桂枝干姜汤。

二诊时诸症好转，但是出现中午腰酸、下肢酸麻胀痛，夜间尿频的情况，中午太阳病欲解时，下午阳明病欲解时，下半夜厥阴病欲解时，此为乌梅丸证。

病案 2

王某，男。出生日期：1953 年 12 月 30 日。

首诊时间：2016 年 5 月 10 日。

主诉：大便时肛门下坠半年。上腹部怕冷，胃反酸、胃胀，夜间 1 点易醒，脉沉细。

乌梅 50g	附子 9g	干姜 9g	人参 10g
桂枝 10g	细辛 3g	黄连 6g	黄柏 9g
花椒 3g			

共 7 剂。

二诊：5 月 21 日。

诸症好转。上方继服。

三诊：10 月 29 日。

大便时肛门下坠感 1 个月，夜间 5 点易醒，口苦，左脉弦。

柴胡 30g	天花粉 20g	桂枝 12g	干姜 9g
黄芩 10g	牡蛎 30g	炙甘草 9g	姜半夏 12g
人参 10g			

四诊：11 月 3 日。

大便时肛门下坠感明显好转。上方继服。

按语：单纯从夜间1点易醒的症状就可以判断是乌梅丸证，虽然患者出生于少阳相火在泉的1953年12月，就诊于少阳相火司天的2016年5月，但是患者没有少阳枢机不利的症状。到了2016年10月，五之气太阳寒水加临阳明燥金之时，患者表现出的少阳枢机不利之口苦、脉弦等症状，所以柴桂干姜汤符合此时的运气病机。

柴胡桂枝干姜汤 + 龙胆泻肝汤

病案

陈某，男。出生日期：1971年5月12日。

首诊时间：2016年11月26日。

主诉：2013年下半年开始出现夜间盗汗。胃怕凉，会阴部疼痛，舌质红，脉弦。

柴胡 30g	天花粉 15g	桂枝 10g	干姜 9g
黄芩 10g	牡蛎 30g	炙甘草 12g	

共7剂。

二诊：12月3日。

盗汗明显好转，上方继服。

三诊：12月13日。

尿痛、尿频，舌质红，苔黄腻。

龙胆草 6g	车前子 30g	柴胡 20g	通草 12g
生地黄 10g	泽泻 12g	栀子 10g	川木通 6g
滑石 20g	淡竹叶 10g	豆蔻 9g	黄芩 10g

四诊：2017年1月2日。

尿痛、尿频好转。

按语：患者发病于2013年下半年，属于少阳相火在泉之时，出生于1971年，厥阴风木司天，5月为太阳寒水加临少阴君火之际，就诊时为五之气太阳寒水加临阳明燥金之气。再结合舌脉，柴胡桂枝干姜汤符合此时的运气病机。

三诊时出现尿痛、尿急等湿热下注的症状，是服用桂枝、干姜后病机由阴转阳，变为膀胱湿热证候。

柴胡桂枝干姜汤＋黄连茯苓汤

病案 1

于某，男。出生日期：1970 年 2 月。

首诊时间：2016 年 3 月 9 日。

主诉：左上腹部疼痛，生气后加重，夜间盗汗 1 周。食生冷食物容易腹泻，口苦。实验室检查：血糖 8.7mmol/L，谷氨酰转移酶 251U/L，胆固醇 6.44mmol/L，甘油三酯 3.47mmol/L。舌质红，脉弦。

柴胡 30g	天花粉 20g	桂枝 12g	干姜 9g
黄芩 10g	牡蛎 30g	炙甘草 9g	

共 7 剂。

二诊：2017 年 2 月 21 日。

服药后诸症明显好转。刻下血糖 5.5mmol/L，尿血 1 月余，右肾结石 0.8cm×0.4cm，输尿管结石 0.85cm×0.45cm，舌苔黄腻。

茯苓 20g	黄连 12g	车前子 20g	淡竹叶 10g
清半夏 12g	通草 12g	黄芩 10g	甘草 9g
厚朴 15g	生姜 6g	滑石 20g	豆蔻 9g
牛膝 15g	炒鸡内金 30g		

共 7 剂。

三诊：3 月 9 日。

泌尿系彩超示：结石消失。

按语：1970 年 2 月主运太阳寒水司天，一之气少阳相火加临厥阴风木。2016 年 3 月为少阳相火司天之时，结合舌苔脉象及其他症状，柴胡桂枝干姜汤主之。

二诊时追诉患有泌尿系结石，表现为尿血，考虑 2016 年水运太过，出生于 1970 年太阳寒水司天之时，寒性凝滞，水遇寒凝，下注膀胱为结石，2017 年阳明燥金司天，燥热与水湿结合，变成湿热下注，以 2016 年的运气方黄连茯苓汤合三仁汤化裁，一周后结石排出体外。

病案 2

徐某，女。出生日期：1983 年 12 月。

首诊时间：2016 年 11 月 4 日。

主诉：上腹部疼痛 2 个月，晨起 5 点疼痛加重，舌质淡，脉象弦细。

柴胡 24g	人参 10g	炒白芍 12g	炒枳实 12g
桂枝 12g	干姜 9g	炙甘草 10g	天花粉 20g
黄芩 10g			

共 5 剂。

二诊：2016 年 11 月 10 日。

腹痛明显好转，出现咽痛，腹泻。

茯苓 20g	黄连 9g	车前子 20g	麦冬 20g
清半夏 12g	通草 12g	黄芩 10g	甘草 9g
制远志 9g	生姜 10g	大枣 10g	

按语：1983 年 12 月为少阳相火在泉之时，1983 年又属于火运不及之年，患者发病时于五之气太阳寒水加临阳明燥金，晨起 5 点属于少阳病欲解时，柴桂干姜汤加人参主之。

病案 3

孙某，男。出生日期：1961 年 1 月 12 日。

首诊时间：2016 年 11 月 17 日。

主诉：上腹部疼痛 5 天。肺癌肝转移，口苦、胃怕凉，舌苔黄腻，脉濡。

茯苓 20g	黄连 9g	车前子 20g	麦冬 20g
清半夏 12g	通草 12g	黄芩 10g	炙甘草 12g
制远志 12g	生姜 12g	大枣 10g	薏苡仁 30g

共 7 剂。

二诊：11 月 24 日。

上腹部疼痛明显好转，原反复发热 1 个月，服药后未再发热。

三诊：12 月 3 日。

夜间口干、晨起口苦，脉弦。

| 柴胡 30g | 天花粉 20g | 桂枝 12g | 干姜 9g |
| 黄芩 10g | 牡蛎 30g | 炙甘草 9g | |

共 7 剂。

四诊：12 月 10 日。

口苦口干好转，胸闷，上腹部疼痛，大便不成形，脉滑。

茯苓 20g	黄连 9g	车前子 20g	麦冬 10g
清半夏 12g	通草 9g	黄芩 10g	甘草 10g
制远志 12g	生姜 10g	大枣 10g	薏苡仁 30g

按语：初诊单纯从口苦、胃怕凉症状上看应该服用柴桂干姜汤，但是从舌苔

脉象上分析，该年的运气方黄连茯苓汤比较对证。三诊晨起口苦，为少阳病欲解时，又时值五之气太阳寒水向六之气厥阴风木转化，柴桂干姜汤主之。四诊时患者的运气又回转到初诊时了。

苁蓉牛膝汤＋黄连茯苓汤

病案

宓某，女。出生日期：1947 年 1 月 16 日。

首诊时间：2016 年 12 月 14 日。

主诉：胁下胀痛 6 年。大便不成形，舌质淡，苔微黄腻，脉沉细濡。

肉苁蓉 20g	牛膝 15g	熟地黄 10g	当归 10g
炒白芍 20g	乌梅 30g	炙甘草 9g	鹿角霜 20g
车前子 20g	黄芩 10g	黄连 6g	通草 9g
制远志 12g	清半夏 9g	大枣 9g	

共 3 剂。

二诊：12 月 17 日。

胁痛明显好转。手足心发热，舌苔黄腻。

清半夏 10g	黄连 12g	陈皮 9g	炒枳实 12g
竹茹 9g	炙甘草 9g	牡蛎 30g	茯神 20g
车前子 20g	通草 10g	大枣 10g	制远志 12g
旋覆花 12g	木瓜 30g		

三诊：12 月 22 日。

胁下胀满好转。

四诊：2017 年 2 月 16 日。

咳嗽 2 个月，咯泡沫痰，大便不成形，入睡困难，舌苔黄腻，脉濡。血糖 8.47mmol/L。

茯苓 15g	黄连 12g	车前子 20g	麦冬 20g
清半夏 12g	通草 9g	黄芩 10g	炙甘草 9g
制远志 12g	生姜 6g	大枣 10g	乌梅 40g

五诊：2 月 21 日。

咳嗽明显好转。

按语：两胁下属于肝经循行部位，患者出生于 1947 年 1 月 16 日，运气逐渐向木运不及的 1947 年过渡，2016 年下半年属于厥阴风木在泉，全年水运太过，所以组方以木运不及之年的运气方苁蓉牛膝汤合水运太过之年的运气方黄连茯苓汤。

二诊胁痛好转，但是出现了手足心发热，舌苔黄腻的情况，此时病机以湿热内蕴为主，结合患者出生时运气属于少阳相火在泉之时，湿蕴少阳，故以黄连温胆汤化裁。四诊时患者的咳嗽是在水运太过的 2016 年发生，寒水流行，邪害心火，火克肺金，肺失宣降，故以黄连茯苓汤。

柴胡桂枝干姜汤＋引火汤＋黄连温胆汤

病案

周某，女。出生日期：1933 年 4 月。

首诊时间：2017 年 2 月 20 日。

主诉：晨起咽干、舌头疼痛干燥 40 年。口苦，上腹部胀满，胃怕凉，便秘，右关脉沉细，左脉弦。

柴胡 30g	天花粉 20g	桂枝 12g	干姜 9g
黄芩 10g	牡蛎 30g	炙甘草 12g	人参 12g
麦冬 20g			

共 5 剂。

二诊：2 月 25 日。

晨起咽干、舌头疼痛干燥等诸症好转。上方继服。

三诊：3 月 2 日。

仍有时口干，舌质红，脉沉细。

熟地黄 40g	砂仁 9g	天冬 20g	麦冬 20g
五味子 9g	茯苓 20g	巴戟天 10g	黄柏 15g

共 5 剂。

四诊：3 月 9 日。

口干好转。上方继服。

五诊：3 月 21 日。

口干、咽干明显好转。后背、臀部感沉重，心慌，嗝气，舌苔黄腻，脉滑。

清半夏 12g	黄连 12g	陈皮 10g	炒枳实 12g
竹茹 12g	炙甘草 9g	牡蛎 30g	茯神 20g
黄芩 10g	黄柏 15g	制远志 12g	通草 9g

共 7 剂。

六诊：3月28日。

上症明显好转。

按语：像这种病程近40年的疾患，按说治疗起来比较麻烦或者漫长，但是患者只服了5天药，晨起咽干、舌头疼痛干燥的症状就得到了明显缓解，我们中医绝不是慢郎中。患者出生于1933年4月，阳明燥金司天，二之气少阳相火加临少阴君火之际，还有少阳火的口苦，太阴脾阳虚的胃怕凉，只要把少阳枢机打开，太阴脾阳升起来，津液的运行输布自然就能在一定程度上流畅起来。

三诊时少阳枢机已通，太阴阳气已升，但还是有口干的感觉，再结合舌脉，考虑与此时阳明燥金之气有关，改方陈士铎的引火汤。"方用熟地为君，大补其肾水；麦冬、五味为佐，重滋其肺余，金水相资，子母原有滂沱之乐，水旺足以制火矣；又加入巴戟之温，则水火既济，水趋下而火已有不得不随之势，更增茯苓之前导，则水火同趋，而共安于肾宫，不啻有琴瑟之和谐矣。"

五诊时病机又发生了新的变化，表现出太阴湿土的症状，如后背、臀部沉重，心慌，嗝气，舌苔黄腻，脉滑等等，再根据患者的出生之运气，改方黄连温胆汤。

血府逐瘀汤＋黄连茯苓汤

病案1

戴某，女。出生日期：1960年10月。

首诊时间：2016年6月4日。

现病史：胸闷、胸痛伴入眠困难2个月。心烦，夜间11点易醒，舌质淡紫，脉弦涩。

柴胡 12g	桔梗 10g	牛膝 15g	枳壳 12g
川芎 12g	当归 10g	生地黄 15g	赤芍 12g
桃仁 10g	红花 12g	炙甘草 9g	牡蛎 30g
党参 10g	天麻 15g		

二诊：6月11日。

胸闷、胸痛、失眠好转。上方继服。

三诊：9月24日。

自觉头部沉重6天，四肢乏力，咳嗽，胸闷，虚汗，舌质红，苔黄腻，脉滑。

茯苓 20g	黄连 12g	车前子 10g	麦冬 20g

| 清半夏 10g | 通草 10g | 黄芩 10g | 炙甘草 9g |
| 制远志 12g | 生姜 9g | 天麻 15g | |

四诊：9 月 29 日。

诸症减轻，仍虚汗。上方继服。

按语：患者出生于 1960 年 10 月，该年的运气是少阴君火司天，阳明燥金在泉，夜间入眠困难，为少阴病不解时，就诊于 2016 年 6 月，少阳相火加临少阳相火，再结合舌脉，血府逐瘀汤主之。

三诊时病机变化为该年水运太过之征象，以黄连茯苓汤化裁。

病案 2

杨某，女。出生日期：1960 年 3 月 10 日。

首诊时间：2016 年 12 月 7 日。

主诉：耳鸣 2 天，手麻木半年。有高血压病史，舌质淡有紫气。

柴胡 15g	桔梗 10g	牛膝 15g	枳壳 12g
川芎 12g	当归 10g	生地黄 15g	赤芍 12g
桃仁 10g	红花 10g	天麻 12g	

二诊：12 月 13 日。

耳鸣、手麻好转，上方继服。

三诊：12 月 17 日。

感头痛、胸闷 3 天。

茯苓 20g	黄连 12g	车前子 20g	麦冬 20g
清半夏 12g	通草 12g	黄芩 10g	甘草 9g
制远志 12g	生姜 12g	大枣 20g	天麻 12g
牛膝 12g			

四诊：12 月 23 日。

头痛、胸闷好转，发热，颈部疼痛。

柴胡 15g	桔梗 10g	牛膝 15g	枳壳 12g
川芎 12g	当归 10g	生地黄 15g	赤芍 12g
桃仁 10g	红花 10g	天麻 12g	黄连 9g
黄芩 10g			

按语：患者初诊时表现出出生时 1960 年阳明燥金不降的运气特点，三诊时表现出 2016 年水运太过的证候特点。

黄连温胆汤 + 半夏泻心汤 + 黄连茯苓汤 + 乌梅丸

病案

王某，女。出生日期：1945 年 5 月。

首诊时间：2016 年 8 月 19 日。

主诉：口苦、上腹部胀满 1 个月。大便质黏，入眠困难，舌苔黄腻，脉滑。

清半夏 12g	黄连 9g	陈皮 10g	炒枳实 12g
竹茹 12g	甘草 9g	牡蛎 30g	茯神 20g
生姜 9g			

共 7 剂。

二诊：8 月 26 日。

上腹部胀满、入眠困难明显好转，右关脉沉细。

人参 12g	清半夏 12g	黄连 9g	干姜 9g
炒枳实 12g	甘草 9g	茯神 20g	生姜 9g
车前子 20g	黄芩 10g	炙甘草 9g	

共 6 剂。

三诊：9 月 1 日。

诸症好转，小便量增多，咯痰减少，上方继服。

四诊：9 月 15 日。

晨起眼睑浮肿。

茯苓 20g	黄连 9g	车前子 20g	麦冬 15g
清半夏 10g	通草 12g	黄芩 10g	炙甘草 10g
制远志 9g	生姜 9g	大枣 10g	

五诊：9 月 22 日。

眼睑浮肿好转，上午无精神，口苦，上方加柴胡 15g。

六诊 10 月 6 日。

晨起心烦，上方加琥珀 9g，共 6 剂。

七诊：10 月 11 日。

心烦痊愈。

八诊：12 月 5 日。

夜间 2 点后咳嗽 10 天。

乌梅 50g	附子 9g	干姜 9g	人参 10g

| 桂枝 10g | 细辛 6g | 当归 10g | 黄柏 9g |
| 黄连 12g | 花椒 6g | | |

按语：患者出生于 1945 年 5 月，属于该年的二之气少阳相火加临少阴君火，2016 年太过之水蕴结在少阳之上，黄连温胆汤主之。二诊时虽然少阳之湿热已化，但是机体的湿热还未消除，并且表现出脾虚的证候，符合半夏泻心汤的运气特点。四诊时 2016 年太过之水蕴结于脾，表现于眼睑，该年的运气方黄连茯苓汤符合此时病机。后进入 2016 年 12 月，为六之气厥阴风木加临太阳寒水之际，患者又表现出了乌梅丸证。

血府逐瘀汤＋黄连温胆汤＋乌梅丸

病案

焦某，女。出生日期：1945 年 8 月 5 日。

首诊时间：2016 年 12 月 12 日。

主诉：夜间心慌 10 年。活动后加重，口甜，舌质淡紫、苔微黄腻，右关脉沉细，左脉弦滑。

柴胡 15g	桔梗 10g	牛膝 12g	枳壳 12g
川芎 9g	当归 10g	生地黄 12g	赤芍 12g
桃仁 10g	红花 10g	人参 10g	炒枳实 12g
薤白 20g	厚朴 12g	制远志 12g	黄连 6g

共 5 剂。

二诊：12 月 17 日。

心慌明显好转。上方继服。

三诊：12 月 22 日。

夜间心慌好转，凌晨 4～5 点加重，夜间右上肢内侧麻木。

柴胡 15g	桔梗 10g	牛膝 12g	枳壳 12g
川芎 9g	当归 10g	生地黄 12g	赤芍 12g
桃仁 10g	红花 10g	人参 10g	炒枳实 12g
薤白 20g	厚朴 12g	制远志 12g	天麻 20g
厚朴 12g	制远志 12g	黄连 9g	琥珀 9g

共 5 剂。

四诊：12 月 27 日。

夜间右上肢内侧麻木好转，下雨后加重。上方继服。

五诊：2017 年 2 月 1 日。

下肢浮肿，心慌虚汗 1 周。

茯苓 20g	黄连 12g	车前子 20g	麦冬 20g
清半夏 12g	通草 10g	黄芩 10g	炙甘草 9g
制远志 12g	生姜 6g	大枣 10g	竹茹 10g
炒枳实 12g			

共 7 剂。

六诊：2 月 8 日。

下肢浮肿、心慌好转。

七诊：2 月 15 日。

心慌加重，咽干，咳嗽，流鼻涕。上方加天冬 10g，共 7 剂。

八诊：2 月 22 日。

心慌改善不明显。

炒枳实 12g	厚朴 15g	瓜蒌 30g	清半夏 12g
薤白 20g	桂枝 12g	丹参 50g	制远志 12g
山茱萸 12g	人参 10g		

共 7 剂。

九诊：3 月 1 日。

心慌好转，活动后加重。上方继服。

十诊：3 月 8 日。

心慌、胸闷好转，下肢浮肿，夜间 2 点易醒。

乌梅 50g	附子 12g	干姜 9g	茯苓 20g
桂枝 12g	细辛 6g	当归 10g	黄柏 12g
黄连 12g	花椒 6g		

十一诊：

诸症好转。

按语：患者夜间 12 点左右心慌，属于少阴病欲解时，患者出生于 1945 年下半年，少阴君火在泉，四之气太阳寒水加临太阴湿土之时，再结合舌苔脉象，选用血府逐瘀汤以祛少阴瘀血，加枳实、薤白、厚朴、远志通阳行气、化痰，加黄连以泻少阴君火。患者三诊时凌晨 4～5 点心慌加重，考虑属于少阳病欲解时，但右上肢内侧麻木还是考虑少阴的问题，原方加竹茹以清少阳火，加琥珀以加强活血散瘀的作用。

五诊时为 2017 年一之气，属于太阴湿土加临厥阴风木，但 2016 年太过之水还没有完全退位，此时的下肢浮肿、心慌仍属于水湿太重的结果，服用上年度的运气方黄连茯苓汤后病情好转。

八诊时心慌依旧，考虑到虽然有太阴湿土的情况，但是没有再出现邪害心火的症状，只出现了阴乘阳位的胸痹之候，选用枳实薤白桂枝汤加人参以补心气，加远志交通心肾。

十诊时又出现了厥阴病欲解时的失眠，改用乌梅丸收功。

柴胡桂枝干姜汤＋半夏泻心汤

病案

刘某，女。出生日期：1968 年 1 月 16 日。

首诊时间：2017 年 8 月 17 日。

主诉：肠鸣 3 个月。2017 年 5 月初出现肠鸣，夜间 2 点加重，大便不成形，胃怕凉，口苦口干，脉弦。

| 柴胡 30g | 天花粉 20g | 桂枝 12g | 干姜 9g |
| 黄芩 10g | 牡蛎 30g | 炙甘草 12g | |

共 3 剂。

二诊：8 月 21 日。

服药第二天好转，左侧小腹胀满。上方加厚朴 15g，共 3 剂。

三诊：8 月 24 日。

服药效果不如第一次。

人参 10g	姜半夏 10g	黄连 6g	黄芩 10g
生姜 9g	干姜 9g	炙甘草 9g	大枣 10g
吴茱萸 6g	木香 10g		

共 5 剂。

四诊：8 月 29 日。

诸症好转。

按语：患者出生于 1968 年 1 月，为太阳寒水加临太阳寒水之际，发病于 2017 年 5 月，二之气少阳相火加临少阴君火之际，夜间 2 点厥阴病欲解时肠鸣加重，一则少阳火、二则太阳寒水，厥阴之上，风气治之，中见少阳，服用柴桂干姜汤病情明显好转。二诊时左侧小腹胀满，再加厚朴效果不如初诊，因此时的运气已经发生了变化，8 月是太阳寒水加临太阴湿土之时，此时患者实际表现出的是半夏泻心汤证的肠鸣。

柴胡桂枝干姜汤 + 升明汤

病案

王某，女。出生日期：1953 年 3 月 29 日。

首诊时间：2016 年 8 月 5 日。

主诉：右侧面部痉挛 2 个月。伴有胸闷，口苦，大便不成形。

柴胡 30g	天花粉 20g	桂枝 12g	干姜 9g
黄芩 10g	牡蛎 30g	炙甘草 10g	炒白芍 20g
木瓜 30g			

共 5 剂。

二诊：8 年 12 日。

面部痉挛好转，咽部有异物不适感，眩晕。上方加威灵仙 10g，天麻 15g，人参 12g。

三诊：8 月 18 日。

面部痉挛明显好转，咽部异物感好转。头鸣，阵发性发热，出虚汗。

酸枣仁 20g	醋青皮 12g	清半夏 10g	蔷薇花 12g
车前子 20g	生姜 9g	炙甘草 12g	紫檀香 9g
炒酸枣仁 15g			

共 5 剂。

四诊：

头鸣、阵发性发热及出虚汗好转。

按语：2016 年的运气是少阳相火司天，厥阴风木在泉，患者出生于 1953 年 3 月，厥阴风木司天，二之气太阳寒水加临少阴君火。厥阴之上，风气治之，中见少阳。再结合口苦、大便不成形等症状，柴胡桂枝干姜汤主之。三诊时，出现了头鸣、阵发性发热及出虚汗的情况，考虑为少阳之火内郁，服用该年的运气方升明汤。

柴胡桂枝干姜汤 + 清燥救肺汤

病案

齐某，女。出生日期：1942 年 12 月 14 日。

首诊时间：2016 年 10 月 6 日。

主诉：上腹部疼痛伴有胸闷 1 个月。每天晨起 5 ～ 6 点上腹部疼痛加重，颈部出虚汗，下肢抽筋，晨起口苦，乏力。

柴胡 30g	天花粉 10g	桂枝 12g	干姜 9g
黄芩 10g	牡蛎 30g	炙甘草 9g	木瓜 30g
白芍 10g			

共 5 剂。

二诊：10 月 18 日。

诸症好转。咳嗽 5 天，下午 2 点后加重，口干咽干，舌质红，脉细数。

石膏 30g	麦冬 20g	人参 9g	苦杏仁 10g
清半夏 10g	桑叶 30g	蜜枇杷叶 10g	炙甘草 9g
生姜 10g			

共 4 剂。

按语：患者上腹部疼痛，晨起 6 点加重，属于少阳病欲解时的特点，再结合 2016 年 10 月太阳寒水加临阳明燥金之运气，非柴胡桂枝干姜汤不可。二诊时少阳病得解，出现阳明不降的诸多症状，虽然此时客气太阳寒水，但是主气阳明燥金之气还是占主要地位，这与患者出生于阳明燥金在泉之年也有关，故选用清燥救肺汤。

清暑益气汤 + 黄连茯苓汤

病案

王某，女。出生日期：1970 年 12 月 15 日。

首诊时间：2016 年 10 月 5 日。

主诉：后背疼痛多年，加重 1 个月。伴有乏力，口疮，小便量少，腰痛，舌质淡，脉沉细。

党参 20g	黄芪 20g	当归 10g	炒白术 10g
苍术 12g	升麻 12g	葛根 20g	泽泻 20g
炒神曲 12g	麦冬 10g	五味子 6g	炙甘草 9g
醋青皮 12g	陈皮 12g	黄柏 12g	黄连 6g

二诊：10 月 11 日。

诸症好转。上方继服。

三诊：11 月 3 日。

右下颌淋巴结疼痛。舌苔黄腻，脉濡。

茯苓 20g	黄连 12g	酒大黄 9g	麦冬 10g
清半夏 10g	通草 10g	黄芩 10g	炙甘草 9g
制远志 12g	生姜 10g	肉桂 6g	柴胡 15g
厚朴 12g			

四诊：11 月 29 日。

下午 7 点感觉乏力。

茯苓 20g	黄连 12g	酒大黄 9g	麦冬 10g
清半夏 10g	通草 10g	黄芩 10g	甘草 9g
制远志 12g	生姜 10g	肉桂 6g	

五诊：12 月 11 日。

下午 7 点乏力好转。

六诊：12 月 16 日。

后背夜间 7 ～ 11 点瘙痒 4 天。

茯苓 20g	黄连 12g	酒大黄 9g	麦冬 10g
清半夏 10g	通草 10g	黄芩 10g	甘草 9g
制远志 12g	生姜 10g	肉桂 6g	细辛 3g
防风 10g	夏枯草 20g		

七诊：12 月 21 日。

服药第二天瘙痒好转，服药后自觉手脚消肿。

八诊：2017 年 3 月 15 日。

左足踇趾疼痛 1 周。

清半夏 12g	黄连 10g	陈皮 12g	炒枳实 10g
竹茹 12g	炙甘草 9g	牡蛎 30g	茯苓 20g
黄柏 12g	通草 12g	车前子 15g	牛膝 15g

九诊：3 月 24 日。

足趾疼痛好转，膝关节发凉。

按语：该患者初诊时为水运太过之年的四之气，正值长夏季节，暑湿内蕴，患者出生于 1970 年 12 月，太阴湿土在泉之时，体内湿气较重，后背疼痛考虑水湿之气蕴结于足太阳膀胱经，清暑益气汤主之。

三诊时，右下颌淋巴结疼痛，考虑 2016 年太过之水蕴结于少阳胆经，选用柴胡作为引经药。

四诊时，感觉下午 7 点乏力，正值阳明病欲解时，在该年运气方的基础上加酒大黄以降阳明之热。

七诊时，夜间皮肤瘙痒，正值六之气厥阴风木之时，风气主之，2016 年之水运太过，夹杂风木，选用该年运气方黄连茯苓汤加细辛、防风、夏枯草以祛风止痒。

八诊时为 2017 年一之气，太阴湿土客气主之，仍以黄连温胆汤治之。

柴胡桂枝干姜汤＋黄连温胆汤

病案

沈某，女。出生日期：1987 年 1 月 28 日。

首诊时间：2015 年 6 月 16 日。

主诉：4 月 28 日面部开始出现湿疹瘙痒、浮肿，伴有咳嗽。

柴胡 15g	桂枝 15g	干姜 9g	黄芩 10g
天花粉 10g	牡蛎 30g	炙甘草 9g	

二诊：6 月 19 日。

患者自诉服用半剂药后，面部湿疹明显缓解。上方继服。

三诊：2017 年 3 月 30 日。

湿疹复发 10 天，口干、心烦，大便不成形，夜间皮肤瘙痒。上方加郁金 15g。

四诊：4 月 24 日。

面部湿疹 3 天。口苦，牙龈浮肿，乳房疼痛，大便质黏，健忘，舌质红，苔黄腻，脉滑。

清半夏 12g	黄连 9g	陈皮 10g	炒枳实 12g
竹茹 9g	炙甘草 9g	牡蛎 30g	生姜 9g
大枣 10g	黄芩 10g	制远志 9g	茯苓 20g

五诊：

患者服用半剂药后，面部湿疹基本消失。

按语：该患者是我学习五运六气以来第一个接诊的湿疹患者，当天晚上患者服药后就给我发微信说，面部湿疹明显好转了。患者出生于 1987 年 1 月 28 日，正值一之气太阴湿土加临厥阴风木。首诊于 2015 年 6 月，太阴湿土加临少阳相火，柴桂干姜汤符合此时运气特点。2017 年 4 月，患者湿疹再度发作，换成了黄连温胆汤，服后照样效如桴鼓。2017 年 4 月属于二之气少阳相火加临少阴君火，上半年又属于阳明燥金司天之时，总之运气以燥热为主，又因遇患者出生时水湿之气偏旺，湿遇热，化成湿热，蕴蒸肝胆，黄连温胆汤主之。

清燥救肺汤＋黄连温胆汤

病案

孙某，男。出生日期：2012 年 1 月 30 日。

首诊时间：2016 年 11 月 29 日。

主诉：过敏性紫癜发作 3 周。便秘，磨牙，皮肤瘙痒，舌质红，脉细数。

桑叶 30g	玄参 10g	生地黄 20g	郁金 10g
白鲜皮 10g	太子参 20g	蝉蜕 12g	黄芩 10g
甘草 9g	白芍 10g		

共 7 剂。

二诊：12 月 6 日。

紫癜改善不明显。

石膏 15g	钩藤 15g	桑叶 24g	西洋参 5g
连翘 10g	玄参 7g	太子参 12g	炙甘草 6g
前胡 8g	金银花 8g		

共 3 剂。

三诊：2017 年 6 月。

2016 年 12 月服药后紫癜痊愈。目前主诉：咳嗽气喘 3 天，伴有口疮，鼻塞，舌苔黄腻，脉滑。

清半夏 6g	黄连 3g	炒枳实 5g	茯苓 10g
竹茹 5g	陈皮 5g	黄芩 10g	制远志 5g
乌梅 10g	五味子 3g	地龙 10g	射干 5g
生姜 3g			

按语：初诊时服用的是一个以养阴、清肺兼凉血去风为主的自拟方，但是二诊时效果不是很明显。又重新分析运气：2016 年 11 月，厥阴风木在泉，五之气太阳寒水加临阳明燥金，出生于 2012 年的 1 月 30 日，正值 2011 年底少阴君火转化为 2012 年木运太过之时，燥、火偏旺而伤阴。后来第二年二诊的时候才知道当年只服用了三剂就痊愈了。

第二年二诊时出现咳嗽，还是要分析运气，2012 年属于木运太过，太阳寒水司天之际，1 月份属于少阳相火加临厥阴风木之际，2017 年 6 月又是阳明燥金加临少阳相火之际，寒湿遇热，寒从热化，变成湿热蕴结于胆经，组方黄连温胆汤。

清燥救肺汤＋乌梅丸

病案

姜某，女。出生日期：1969 年 9 月 25 日。

首诊时间：2016 年 9 月 1 日。

主诉：头痛、流涕、咽痛、咳嗽 4 天。便秘，咽痒，舌质红，少苔，脉细数。

石膏 45g	麦冬 20g	人参 9g	苦杏仁 10g
清半夏 12g	桑叶 30g	蜜枇杷叶 20g	炙甘草 9g
蝉蜕 12g	乌梅 30g		

共 5 剂。

二诊：9 月 6 日。诸症好转，夜间 2 点左右咳嗽易醒，喷嚏。

乌梅 40g	附子 10g	干姜 9g	人参 10g
桂枝 9g	细辛 6g	花椒 6g	当归 10g
黄柏 12g	麦冬 20g		

共 4 剂。

三诊：9 月 13 日。

咳嗽痊愈。

四诊：2017 年 1 月 3 日。

咽痛，咯痰色黄 4 天，便秘。

柴胡 20g	黄芩 10g	石膏 30g	葛根 20g
麦冬 20g	炙甘草 9g	瓜蒌 20g	白芍 10g
天花粉 20g			

按语：患者出生于 1969 年 9 月 25 日，少阴君火在泉，五之气厥阴风木加临阳明燥金之际，初诊是在 2016 年，四之气阳明燥金加临太阴湿土之际，所以患者此时表现出的是阳明燥金袭肺伤阴的症状，予清燥救肺汤化裁得效。二诊时出现了乌梅丸证。四诊时处于 2016 年六之气厥阴风木向 2017 年阳明燥金转化之际，厥阴之上，风气治之，中见少阳，少阳之右，阳明治之，患者此时表现出的是少阳、阳明合病，予柴葛解肌汤化裁得愈。

备化汤 + 黄连温胆汤

病案

李某，男。出生日期：1955 年 7 月。

首诊时间：2016 年 8 月 25 日

主诉：双手麻木伴有左手抽筋感 1 年。患者 2015 年 9 月 27 日，颈部外伤后开始出现双手麻木伴有左手抽筋感，触摸金属感觉发冷。舌质淡，脉沉细。

附子 15g	干姜 12g	茯苓 30g	木瓜 30g
覆盆子 12g	牛膝 15g	人参 10g	天麻 20g
泽泻 10g	鸡血藤 20g	清半夏 12g	炙甘草 9g

二诊：8 月 30 日。

双手麻木伴有左手抽筋感好转，胃怕凉。上方加生姜 10g，大枣 10g，继服。

三诊：2017 年 2 月 7 日。

去年服药后双手麻木伴左手抽筋感明显缓解，现基本无症状。刻下见夜间阵发性发热盗汗 10 天，舌苔黄腻，脉濡。

清半夏 12g	黄连 12g	陈皮 10g	炒枳实 10g
竹茹 12g	甘草 9g	牡蛎 30g	茯神 20g
通草 10g	黄芩 10g	制远志 10g	车前子 20g

四诊：2 月 14 日。

夜间盗汗消失。

按语：患者发病于太阳寒水在泉的 2015 年，出生于太阳寒水在泉的 1955 年，金属性寒，三者齐聚，故而发病。2017 年 2 月属于该年二之气太阳湿土，且 2017 年阳明燥金司天，湿热相争，故而盗汗，以清热化湿的黄连温胆汤化裁。

备化汤 + 乌梅丸

病案

亓某，女。出生日期：1955 年 5 月。

首诊时间：2015 年 10 月 6 日。

主诉：左足浮肿疼痛 2 个月。伴有头痛，舌质淡苔白，脉沉细。

附子 12g	干姜 9g	牛膝 30g	木瓜 30g

| 茯苓 30g | 生地黄 30g | 覆盆子 15g | 天麻 15g |

泽泻 10g

共 5 剂。

二诊：10 月 13 日。

浮肿疼痛好转，舌质紫暗。

| 醋乳香 10g | 醋没药 10g | 牛膝 30g | 木瓜 30g |
| 茯苓 30g | 生地黄 30g | 覆盆子 10g | 天麻 10g |

三诊：2017 年 7 月 10 日。

足跟疼痛 3 个月，大便不成形，面部虚汗，夜间 1～2 点易醒，腰痛，腰冷。

乌梅 50g	附子 12g	干姜 9g	人参 12g
桂枝 10g	细辛 6g	当归 10g	黄柏 10g
黄连 12g	牛膝 30g	花椒 6g	

共 3 剂。

四诊：7 月 13 日。

诸症好转。上方继服。

按语：太阴湿土司天的 1955 年遇到同样太阴湿土司天的 2015 年，寒湿下注，患者出现足部浮肿疼痛，选用该年的运气方备化汤化裁。二诊时舌质出现紫暗，考虑寒湿中兼有瘀血，加乳香、没药以行气活血。

三诊时已经进入木运不及的 2017 年，出现厥阴病欲解时的夜间失眠，再结合诸症，改方乌梅丸。

备化汤＋黄连茯苓汤＋苁蓉牛膝汤

病案

黄某，女。出生日期：1970 年 9 月 14 日。

首诊时间：2015 年 12 月 18 日。

主诉：眩晕、眼睑沉重、腰痛、腰酸、下肢乏力 1 个月。夜间 3 点易醒，舌质淡，脉沉细。

| 附子 15g | 干姜 9g | 木瓜 30g | 茯苓 30g |
| 覆盆子 15g | 天麻 15g | 牛膝 20g | 乌梅 30g |

二诊：2016 年 9 月 20 日。

去年服药后病情痊愈。刻下小腹胀痛 1 个月，月经量少色黑，足跟疼痛。

| 茯苓 20g | 黄连 12g | 车前子 20g | 麦冬 20g |

| 清半夏 12g | 通草 9g | 黄芩 10g | 炙甘草 9g |
| 制远志 12g | 生姜 9g | 大枣 10g | 厚朴 12g |

共 4 剂。

三诊：9 月 24 日。

诸症好转，足底发冷。上方加木瓜 30g，牛膝 15g，乌梅 30g。

四诊：10 月 27 日。

足底仍发冷疼痛，上腹部胀满半月，下午 3 点开始加重，脉弦。

柴胡 15g	桔梗 10g	牛膝 20g	枳壳 12g
川芎 10g	当归 10g	生地黄 15g	赤芍 20g
桃仁 10g	红花 9g	炙甘草 9g	炒白芍 20g

共 7 剂。

五诊：11 月 10 日。

足底胀痛好转。上方继服。

六诊：2017 年 3 月 10 日。

膝关节发冷 1 周，便秘。

肉苁蓉 30g	牛膝 20g	熟地黄 10g	当归 10g
炒白芍 20g	乌梅 30g	炙甘草 9g	鹿角霜 20g
木瓜 30g	细辛 6g	通草 10g	

共 5 剂。

七诊：3 月 18 日。

膝关节发冷好转，便秘好转。上方继服。

按语：患者出生于 1970 年 9 月，太阳寒水司天，太阴湿土在泉之年，遇到 2015 年太阴湿土司天，太阳寒水在泉之年，寒湿之邪侵袭机体，出现眩晕、眼睑沉重、腰痛腰酸、下肢乏力，故用乙未之年的运气方备化汤化裁。夜间三点易醒，厥阴病欲解时，患者出生于 1970 年，四之气厥阴风木加临太阴湿土之际，加上 2015 年寒湿之邪，侵袭机体，元阳浮越，扰动肝魂，出现夜间 3 点易醒，所以在备化汤的基础上加牛膝 20g，乌梅 30g 以养肝肾之阴，防邪扰动。

2016 年，水运太过，水邪下注，停聚小腹，出现小腹胀满，予该年的运气方黄连茯苓汤化水湿之邪。但是，足跟疼痛发冷没有缓解，下午 3 点阳明病欲解时加重，改方血府逐瘀汤化裁，得效。其实，此时已经转变为 2016 年下半年厥阴风木不足的病机了，所以到了六诊时，出现膝关节发凉，厥阴经不通的情况，随该年的运气方苁蓉牛膝汤服之获效。

龙胆泻肝汤＋苁蓉牛膝汤

病案

张某，男。出生日期：1950 年 11 月 2 日。

首诊时间：2017 年 2 月 24 日。

主诉：手足心发热 3 个月。口气重，夜尿频，大便质黏，舌苔黄腻，脉滑。

清半夏 12g	黄连 12g	陈皮 12g	炒枳实 12g
竹茹 10g	炙甘草 9g	牡蛎 30g	茯神 20g
黄芩 10g	黄柏 12g	乌梅 50g	

二诊：3 月 6 日。

诸症改善不明显。

龙胆 6g	栀子 10g	黄芩 10g	柴胡 15g
生地黄 20g	车前子 20g	泽泻 20g	川木通 6g
当归 10g	黄柏 15g		

三诊：3 月 11 日。

口气重好转，手足心仍发热。上方继服。

四诊：3 月 18 日。

腰痛、下肢抽筋，手足心发热开始稍微好转。上方加通草 12g，茯苓 20g，黄柏 20g，木瓜 30g，熟地黄 10g，牛膝 20g。

五诊：3 月 25 日。

腰痛、下肢抽筋、手足心发热好转。上方继服。

按语：患者出生于 1950 年 11 月，厥阴风木在泉，五之气太阳寒水加临阳明燥金之际，太阳寒水较重，遇到阳明燥金司天的运气，寒湿变成了湿热，湿热流注四肢，出现上述手足心发热的症状。开始选了黄连温胆汤，但是力度达不到，随后加清肝胆湿热的龙胆泻肝汤，症状开始好转，后来患者又表现出 2017 年木运不及的证候，加补厥阴的药物后，诸症明显好转。龙胆泻肝汤之所以加当归，就是考虑当归能够调补肝血，增强肝胆清除湿热之气的底气。

黄连温胆汤＋半夏泻心汤＋苁蓉牛膝汤

病案

王某，男。出生日期：1956 年 12 月。

首诊时间：2016 年 8 月 23 日。

主诉：乏力恶寒 10 天。伴有手关节胀痛，心烦，舌苔黄腻，脉濡。

清半夏 12g	黄连 12g	陈皮 10g	炒枳实 12g
竹茹 10g	炙甘草 9g	牡蛎 30g	茯神 20g
天麻 15g	生姜 9g		

二诊：8 月 27 日。

乏力、恶寒诸症好转，出现嗝气，上腹部胀满。

人参 10g	姜半夏 10g	黄连 9g	黄芩 10g
生姜 9g	干姜 9g	炙甘草 10g	大枣 10g
乌梅 30g	厚朴 15g		

三诊：11 月 22 日。

头痛，上腹部胀满，手关节疼痛 4 天，大便不成形，质黏。

人参 10g	姜半夏 10g	黄连 9g	黄芩 10g
生姜 9g	干姜 9g	炙甘草 9g	大枣 10g
乌梅 30g	通草 10g	天麻 20g	车前子 10g

四诊：11 月 28 日。

头痛、上腹部胀满、手关节疼痛好转，膝关节疼痛，腰痛。

肉苁蓉 15g	怀牛膝 25g	熟地黄 10g	当归 10g
乌梅 25g	木瓜 30g	炒白芍 12g	鹿角霜 15g
姜半夏 10g	通草 10g	炙甘草 10g	

按语：2016 年水运太过，下半年厥阴风木在泉，1956 年 12 月和 2016 年运气相同，水邪蕴结肝胆经，手关节为肝经所主宰，肝经不能输布气血而为病。所以选用黄连温胆汤治疗。

8 月 27 日二诊，患者出现上腹部胀满，考虑黄连用量偏大，伤了胃气，出现脾胃气机失调，遂改用半夏泻心汤。

三诊 2016 年 11 月 22 日，患者出现头痛，上腹部胀满，手关节疼痛，发病时间在四之运，土运不济，又因 2016 年水邪未退，下半年厥阴风木司天，故选用半夏泻心汤合黄连茯苓汤加乌梅、天麻，五天后症状明显改善。

11 月 28 日四诊，患者又诉膝关节疼痛，腰痛，经过上述治疗，中焦气机得通，水湿之邪得去，尽显厥阴风木之不足之象，2016 年下半年亦为厥阴风木在泉，患者出生在 1956 年 12 月，厥阴风木在泉之时，《素问·八正神明论篇》："以身之虚，而逢天之虚，两虚相感，其气至骨。"选用 2017 年的运气方苁蓉牛膝汤治之而愈。

备化汤 + 枳实薤白桂枝汤

病案

王某，男。出生日期：1949 年 10 月。

首诊时间：2015 年 10 月 12 日。

主诉：眩晕、伴有夜间胸闷 2 个月。夜间 2～3 点易醒，醒后难以入眠，伴有腰痛，舌质淡，脉沉细。高血压病史 6 年。

附子 18g	干姜 9g	牛膝 20g	茯苓 30g
木瓜 30g	覆盆子 20g	天麻 20g	泽泻 10g
生地黄 20g			

二诊：10 月 22 日。

胸闷、眩晕好转，夜间睡眠好转。

三诊：2016 年 10 月 3 日。

夜间心前区不适伴有打鼾 1 个月，舌质暗淡，苔白腻，舌下静脉紫暗，左寸脉滑，右关脉沉细。

人参 15g	清半夏 12g	制远志 12g	炒枳实 10g
薤白 20g	厚朴 15g	川芎 15g	红花 10g
赤芍 20g	天麻 20g	瓜蒌 30g	桂枝 15g

四诊：10 月 8 日。

胸闷明显好转。上方加山萸肉 20g，龙骨 30g。

五诊：10 月 13 日。

大便不成形，下肢乏力，舌苔黄腻，脉滑。

茯苓 20g	黄连 12g	车前子 20g	麦冬 20g
清半夏 12g	黄芩 10g	炙甘草 10g	制远志 10g
生姜 10g	大枣 10g	通草 10g	

按语：2015 年的运气特点是太阴湿土司天，太阳寒水在泉，患者出生之年 1949 年亦是同样的运气特点，两气相干诱发为病，选用该年的运气方备化汤，诸症得到缓解。患者具有夜间 2～3 点易醒、醒后难以入眠厥阴病欲解时的症状，虽然没有选用乌梅丸，而是用了备化汤，症状也得到了缓解。我们要分析此时出现症状时的病机，患者出生在 1949 年 10 月，五之气主气阳明燥金，客气亦是阳明燥金，两阳相加，克伐肝木，而 2015 年 10 月亦是同样的运气特点，所以厥阴肝木成了患者此时治疗的重点之一。该年的太阴湿土、太阳寒水之气上扰肝

经，肝阳外越以致出现失眠，上扰心经，以致出现胸闷，若心肝二经无外邪侵袭，心肝则宁。

患者三诊时已经是一年以后的 2016 年 10 月，同样是夜间心前区不适，选用了枳实薤白桂枝汤，加人参以益气通阳化痰活血，症状缓解。2016 年的太过之水，蕴结在少阴心经，又适逢 10 月四之运，土运不及，1949 年亦是土运不及之年，患者出现中气不及的证候，故选用枳实薤白桂枝汤加人参得效。

到了五诊时，患者的舌苔脉象发生了变化，考虑所用人参和山萸肉过于滋腻，助湿为患，湿热为病，黄连茯苓汤主之。

痛泻要方 + 四逆散 + 黄连茯苓汤

病案

王某，女。出生日期：1969 年 4 月 20 日。

首诊时间：2015 年 12 月 27 日。

主诉：腹痛则大便多年。

陈皮 15g	炒白术 30g	防风 20g	炒白芍 20g
木瓜 30g			

共 6 剂。

二诊：2016 年 1 月 3 日。

腹痛好转。上方加黄连 6g。

三诊：10 月 26 日。

受凉后咳嗽一周。咽痒，足冷，脉弦。

柴胡 20g	炒枳壳 12g	炒白芍 30g	炙甘草 12g
防风 20g			

四诊：10 月 29 日。

咳嗽明显好转。上方继服。

五诊：11 月 5 日。

眼睑浮肿，眼眵多，大便不成形。

茯苓 20g	黄连 9g	车前子 15g	麦冬 10g
清半夏 12g	通草 10g	黄芩 10g	甘草 9g
制远志 12g	生姜 12g	大枣 10g	

按语：痛泻要方出自《丹溪心法》，具有调和肝脾、补脾柔肝、祛湿止泻之功效。患者出生于土运不及的 1969 年，4 月为二之气少阳相火之际。少阳之上，

火气治之，中见厥阴，肝气乘脾，脾虚不固，腹痛泄泻。

三诊时出现咳嗽，脉弦。《伤寒论》："少阴病，四逆，其人或咳、或悸、或小便不利、或腹中痛、或泄利下重者，四逆散主之。"少阴阳气的布散需要厥阴之气机的舒发，今厥阴风木不足，无以舒畅气机，少阴阳气内郁，故出现四逆证，2016年下半年厥阴风木在泉，10月阳明燥金之气过旺，肺金克伐肝木，故出现咳嗽。所以用四逆散疏肝解郁，透达阳气。

五诊时，阳气内郁得解，出现眼睑浮肿等水湿之邪过旺的症状，更方为该年的运气方黄连茯苓汤。

紫菀汤＋麦门冬汤＋黄连茯苓汤

病案

周某，男。出生日期：1958年6月。

首诊时间：2015年12月27日。

人参 10g	紫菀 12g	桑白皮 30g	地骨皮 20g
五味子 9g	黄芪 20g	苦杏仁 10g	炙麻黄 9g
炙甘草 12g	姜半夏 10g	生姜 9g	大枣 10g

共4剂。

二诊：2016年1月3日。

咳嗽、胸闷好转。

三诊：8月29日。

咳嗽，咯痰质黏3天。

麦冬 30g	桑白皮 30g	人参 10g	钟乳石 30g
紫菀 20g	白芷 10g	清半夏 12g	淡竹叶 10g
炙甘草 9g	生姜 10g		

四诊：9年1日。

咳嗽明显好转。

五诊：2017年2月7日。

咳嗽5天，胆囊多发结石，出虚汗，大便不成形。

茯苓 20g	黄连 12g	车前子 20g	麦冬 20g
清半夏 12g	通草 9g	黄芩 10g	炙甘草 9g
制远志 12g	生姜 6g	大枣 10g	炒枳实 12g

共4剂。

六诊：2 月 15 日。

咳嗽明显好转，乏力。

黄连 9g	蜜紫菀 10g	党参 20g	清半夏 12g
黄芪 20g	黄芩 10g	炙甘草 9g	制远志 12g
生姜 9g	大枣 10g	炒枳实 12g	麦冬 20g
乌梅 40g			

按语：患者连续三年出现咳嗽，运用了不同的运气方。2015 年为金运不及之年，应用该年的运气方紫菀汤。2016 年 8 月为四之气阳明燥金加临太阴湿土，阳明燥金之气伤肺出现咳嗽，服用该年的运气方麦门冬汤。2017 年 2 月为太阴湿土加临厥阴风木，但 2016 年的太过之水，还未完全退位，服用 2016 年运气方黄连茯苓汤。

黄连茯苓汤 ＋ 龙胆泻肝汤 ＋ 乌梅丸

病案

张某，女。出生日期：1963 年 1 月 1 日。

首诊时间：2016 年 12 月 6 日

主诉：耳鸣 2 个月。入眠困难，大便质黏，下肢发冷，夜间 1 点易醒，舌苔黄腻，脉濡。

清半夏 12g	黄连 12g	陈皮 10g	炒枳实 12g
竹茹 9g	炙甘草 9g	牡蛎 30g	茯神 20g
琥珀 2g	乌梅 50g	生姜 9g	制远志 10g
通草 12g			

二诊：12 月 14 日。

耳鸣稍微改善，大便质黏好转，仍失眠。上方加龙胆 6g，泽泻 10g。共 7 剂。

三诊：12 月 17 日。

耳鸣、失眠明显好转，血糖由 10mmol/L 下降至 6mmol/L。上方继服。

四诊：12 月 24 日。

耳鸣、失眠好转，下肢发冷，舌质淡，脉沉细。

乌梅 50g	附子 15g	干姜 12g	桂枝 12g
细辛 9g	当归 10g	党参 10g	黄柏 12g
黄连 12g	花椒 6g	车前子 15g	竹茹 15g

茯神 20g

五诊：2017 年 1 月 3 日。

耳鸣反复，足踝发冷。

龙胆草 6g	车前子 20g	泽泻 20g	栀子 10g
黄芩 10g	柴胡 15g	川木通 6g	当归 10g
炙甘草 9g	生地黄 20g	竹茹 12g	

六诊：1 月 12 日。

足踝发冷好转，睡眠好转，仍耳鸣。

七诊：1 月 23 日。

失眠、下肢发冷好转，仍耳鸣，夜间 1 点易醒，醒后较前容易入眠。舌质淡，脉沉细。

乌梅 50g	附子 15g	干姜 12g	桂枝 12g
细辛 9g	当归 10g	黄柏 12g	黄连 12g
花椒 6g	川芎 12g	党参 20g	天麻 15g

共 5 剂。

八诊：2 月 1 日。

睡眠质量明显改善，耳鸣好转。上方继服。

按语：夜间 1 点易醒，为三阴病欲解时的交叉时刻，不一定属于乌梅丸证，患者出生于 1963 年，属于厥阴风木在泉，就诊于水运太过的 2016 年 12 月，为厥阴风木加临太阳寒水之际，根据舌苔黄腻、脉濡，可以考虑清化肝胆湿热，以黄连温胆汤化裁，但是效果不甚理想，遂加龙胆、泽泻，取龙胆泻肝汤之意，加强清泻肝经湿热之力。二诊失眠、耳鸣明显好转，血糖也由 10mmol/L 下降至 6mmol/L。服药期间，出现反复耳鸣，再服用上方效果不明显，由于 2017 年是木运不及之年，一之气太阴湿土加临厥阴风木，舌苔不黄腻，脉沉细，说明湿热之气已经清化得差不多了，表现出少阴阳气不升的舌脉，再结合夜间厥阴病欲解时易醒的症状，遂改方乌梅丸获效。

黄连茯苓汤 + 麦门冬汤

病案 1

曹某，女。出生日期：1938 年 8 月。

首诊时间：2016 年 11 月 29 日。

主诉：咯痰难 1 个月。阵发性出汗，心烦，大便发热，入眠困难，夜间 2 点咳嗽。舌质红，苔黄腻，脉滑。

茯苓 20g	黄连 9g	车前子 20g	麦冬 20g
清半夏 12g	通草 9g	黄芩 10g	甘草 9g
制远志 12g	生姜 9g	大枣 10g	竹茹 10g

共 4 剂。

二诊：12 月 5 日。

咳嗽稍好转。

麦冬 30g	桑白皮 30g	党参 10g	钟乳石 15g
苦杏仁 10g	紫菀 12g	白芷 10g	蜜百部 30g
清半夏 9g	淡竹叶 10g	炙甘草 9g	

三诊：12 月 17 日。

咳嗽明显好转，出现心烦。

茯苓 20g	黄连 10g	车前子 20g	麦冬 20g
清半夏 12g	通草 9g	黄芩 10g	甘草 9g
制远志 12g	生姜 9g	大枣 10g	

四诊：12 月 20 日。

心烦好转。

按语：初选用 2016 年的运气方黄连茯苓汤，但是实际疗效不明显。再分析发病时的运气是在 11 月底，五之气太阳寒水加临阳明燥金之际，且患者出生于 1938 年 8 月，火运过旺之际，阳明燥金之火气对患者的影响比较大，所以改方麦门冬汤获效。之后出现心烦，又再回过头来考虑，因 2016 年水运太过，邪害心火，故重用黄连茯苓汤。

病案 2

耿某，女。出生日期：1981 年 2 月。

首诊时间：2016 年 6 月 3 日。

主诉：咳嗽 2 年。遇刺激性气味咳嗽加重，伴有上腹部不适，舌尖红，舌质淡，脉细。

麦冬 20g	人参 10g	桑白皮 30g	白芷 9g
清半夏 10g	钟乳石 15g	生姜 9g	炙甘草 9g
炙枇杷叶 10g	蜜紫菀 15g	大枣 10g	乌梅 30g
五味子 9g			

共 7 剂。

二诊：12 月 6 日。

6 月服药 3 剂后好转。刻下咳嗽半月，大便不成形，舌苔黄腻，脉濡。

茯苓 20g	黄连 12g	车前子 20g	麦冬 20g
清半夏 12g	通草 9g	黄芩 10g	甘草 9g
制远志 12g	生姜 10g	大枣 20g	乌梅 30g

共 7 剂。

三诊：2017 年 2 月 6 日。

去年 12 月服药后痊愈。目前咳嗽半月，胸闷，大便不成形，口干，舌苔黄腻，脉滑。上方加苦杏仁 10g。

按语：患者咳嗽发病于 2014 年，在少阴君火司天，阳明燥金在泉之年，出生于阳明燥金司天，少阴君火在泉的 1981 年，上焦火胜伤阴，又遇厥阴风木在泉的 2016 年，所以选用运气方麦门冬汤加乌梅、五味子以补肝阳，一周痊愈。但是到了下半年 12 月时，又出现咳嗽，此时舌苔黄腻，脉濡，说明 2016 年太过之水运影响到肺的气机升降，黄连茯苓汤主之，同样，2017 年 2 月，处于一之气太阴湿土加临厥阴风木，仍有湿邪阻滞。

柴胡桂枝干姜汤＋黄连茯苓汤＋半夏泻心汤

病案

王某，女。出生日期：1982 年 8 月。

首诊时间：2016 年 4 月 21 日。

主诉：上腹部胀满，口苦 1 周，大便不成形。

柴胡 25g	桂枝 10g	干姜 9g	黄芩 10g
牡蛎 30g	炙甘草 9g	炒枳实 10g	厚朴 12g
紫檀香 6g			

二诊：12 月 24 日。

服上方 5 天后明显好转。目前上腹部胀满，大便质黏，纳差。舌苔黄腻，脉濡。

茯苓 20g	黄连 12g	车前子 20g	麦冬 10g
清半夏 12g	通草 9g	黄芩 10g	甘草 9g
制远志 12g	生姜 9g	大枣 10g	炒枳实 12g

三诊：2017 年 2 月 13 日。

上腹部胀满 1 周。舌质淡，苔白腻，脉沉细。

人参 12g	清半夏 12g	黄芩 10g	黄连 9g

| 炒枳实 12g | 生姜 9g | 干姜 9g | 炙甘草 9g |
| 木瓜 30g | 通草 9g | | |

按语：患者三个不同时间阶段的上腹部胀满，根据不同的运气采用了三个不同的处方。初诊为 2016 年 4 月，少阳相火司天，二之气太阴湿土，有口苦、大便不成形的症状，所以选择柴胡桂枝干姜汤；二诊在 2016 年 12 月，此时表现为水运太过化热等症状，所以选择黄连茯苓汤；三诊时正值 2107 年一之气太阴湿土加临厥阴风木之时，2017 年上半年阳明燥金司天，再根据舌脉，考虑脾胃不和，选方半夏泻心汤。

乌梅丸＋黄连茯苓汤＋引火汤

病案

魏某，女。出生日期：1947 年 2 月。

首诊时间：2016 年 1 月 3 日。

主诉：口唇干燥，足发热 3 年。2013 年开始足发热，口苦、口疮，腰冷，大便不成形。

乌梅 40g	黄柏 12g	黄连 12g	附子 12g
细辛 3g	桂枝 12g	干姜 9g	当归 10g
党参 10g			

共 4 剂。

二诊：1 月 7 日。

诸症好转，足仍发热。

乌梅 50g	黄柏 12g	黄连 12g	附子 10g
细辛 3g	桂枝 10g	干姜 9g	当归 10g
党参 10g	牛膝 15g		

三诊：1 月 13 日。

左足心发热。上方继服。

四诊：2 月 11 日。

腰痛 1 周，足底仍发热。

清半夏 12g	黄连 12g	茯苓 20g	黄芩 10g
制远志 12g	通草 12g	炙甘草 9g	车前子 10g
生姜 6g	木瓜 30g	牛膝 20g	

五诊：2 月 18 日。

腰疼好转，足底仍发热，中午 9 点到 12 点足底开始发热加重。

熟地黄 40g	砂仁 9g	天冬 10g	麦冬 10g
五味子 9g	茯苓 20g	巴戟天 20g	黄柏 15g

共 5 剂。

六诊：

足底发热好转一半以上。上方继服。

按语：患者就诊于六之气太阳寒水加临太阳寒水之际，出生于 1947 年 2 月，为木运不及之年，一之气阳明燥金加临厥阴风木，并具有上热下寒的症状，乌梅丸四剂见效。但是经过三四诊后足心发热改善不明显，五诊时分析病机，足底发热，阳不内藏，虚火外越，失去了阴平阳秘的最佳状态，上午九点到中午 12 点最重，正是太阳病欲解时，太阳阳气偏重，需将阳气潜藏起来。方选清朝医学家陈士铎的《辨证录》引火汤："方用熟地为君，大补其肾水，麦冬、五味为佐，重滋其肺余，金水相资，子母原有滂沱之乐，水旺足以制火矣。又加入巴戟之温，则水火既济，水趋下而火已有不得不随之势，更增之茯苓之前导，则水火同趋，而共安于肾宫，不啻有琴瑟之和谐矣。"

五积散 ＋ 乌梅丸 ＋ 天王补心丹 ＋ 苁蓉牛膝汤

病案

邢某，女。出生日期：1962 年 8 月。

首诊时间：2015 年 11 月 11 日。

主诉：上腹部胀满 3 个月，伴有身体疼痛，舌质淡，脉沉。

麻黄 6g	陈皮 10g	干姜 6g	肉桂 6g
茯苓 10g	赤芍 10g	当归 10g	炒枳实 12g
川芎 10g	白芷 9g	炒神曲 20g	山楂 20g
白术 15g	厚朴 15g		

共 7 剂。

二诊：11 月 19 日。

上腹部胀满明显好转。上方继服。

三诊：11 月 24 日。

夜间 1 点易醒，大便不成形。

干姜 9g	乌梅 30g	附子 12g	黄柏 12g
黄连 6g	人参 10g	当归 10g	细辛 6g

花椒 6g   桂枝 9g

共 7 剂。

四诊：2016 年 3 月 9 日。

下肢乏力发胀，颈部疼痛，夜间 2 ～ 4 点易醒，上腹部胀满 10 天，舌质淡，苔微黄腻，脉濡细。

乌梅 50g	干姜 6g	黄连 12g	当归 10g
附子 6g	桂枝 10g	人参 10g	黄柏 10g
细辛 3g			

共 7 剂。

五诊：4 月 19 日。

心慌，便秘，口苦，腰痛。舌质红，脉细数。

柏子仁 10g	麦冬 10g	天冬 10g	当归 10g
人参 9g	西洋参 12g	丹参 20g	桔梗 10g
酸枣仁 20g	生地黄 12g	木瓜 30g	白芍 20g

共 7 剂。

六诊：4 月 26 日。

心慌等诸症好转，上方继服。

七诊：7 月 2 日。

下肢沉重，颈部不适，大便不成形，入眠困难，小便涩痛，舌质淡红，苔黄腻，脉濡。

茯神 30g	黄连 9g	制远志 12g	车前子 20g
麦冬 10g	清半夏 9g	黄芩 10g	木瓜 30g
竹茹 10g	通草 10g		

共 7 剂。

八诊：12 月 2 日。

下肢乏力，手胀，颈部疼痛，便秘 2 个月。

肉苁蓉 30g	牛膝 20g	熟地黄 10g	当归 10g
炒白芍 20g	乌梅 30g	炙甘草 9g	鹿角霜 20g
木瓜 30g	麦冬 20g	生地黄 1g	

共 5 剂。

九诊：12 月 9 日。

下肢乏力手胀好转。眩晕，颈部胀，肩关节不适。上方加桂枝 15g，葛根 40g，桑枝 30g，生姜 10g，大枣 10g。

十诊：12 月 14 日。

诸症好转。

十一诊：12 月 21 日。

下肢胀疼乏力、颈部疼痛、便秘好转，阵发性发热，出虚汗，腰酸，舌苔黄微腻，脉濡。

茯苓 20g	黄连 12g	车前子 20g	麦冬 20g
清半夏 12g	通草 9g	黄芩 10g	甘草 9g
制远志 9g	生姜 9g	大枣 10g	木瓜 30g

共 7 剂。

十二诊：2017 年 5 月 3 日。

小腹胀痛 1 个月，大便不成形，夜间 1 点易醒，颈部疼痛，腰痛，腰冷。

乌梅 50g	附子 12g	干姜 9g	人参 10g
桂枝 12g	细辛 6g	当归 10g	黄柏 12g
黄连 12g	花椒 6g		

共 7 剂。

十三诊：5 月 13 日。

诸症好转，膝关节疼痛服药当晚即好转。

按语：我们为患者解除痛苦的同时，也真应该感谢患者，是他们对中医的信任，让我们积累了这么多完整的病案资料。

患者初诊时服用的是五积散，五积散出自《太平惠民和剂局方》，是治疗寒、湿、气、血、痰五积的主方，患者就诊于太阴湿土司天，太阳寒水在泉的 2015 年的 11 月，五之气阳明燥金加临阳明燥金之际，出生于厥阴风木在泉的 1962 年 8 月，四之气阳明燥金加临太阴湿土之际，寒湿阻滞，容易产生痰浊，导致气血不通，结合患者的舌脉，寒、湿、气、血、痰的病机自然就辨析出来了。

到了三诊 11 月 24 日，进入该年六之气，厥阴风木加临太阳寒水之气，夜间 1 点易醒，乌梅丸符合其病机。

五诊 2016 年 4 月 19 日时，二之气太阴湿土加临少阴君火，虽然是太阴湿土，但是患者表现出的是少阴君火偏旺的证候，天王补心丹符合病机。

七诊 2016 年 7 月 2 日时，下肢沉重，颈部不适，大便不成形，入眠困难，小便涩痛，舌质淡红，苔黄腻，脉濡等一派湿热内蕴的征象，2016 年太过之水运，上扰心火，下移膀胱，出现入眠困难、小便涩疼的症状，选用黄连茯苓汤获效。

八诊 2016 年 12 月 2 日时，出现了下肢乏力、手胀、颈部疼痛、便秘等症状，此时进入 2016 年六之气厥阴风木加临太阳寒水，但 2017 年木运不及的运气提前表现，苁蓉牛膝汤又符合此时的运气病机，同时出现了桂枝葛根汤证"项背强几几"的症状。

以后的病机变化，始终围绕着该年的运气变化而变化。

附子山萸汤＋黄连茯苓汤

病案

张某，男。出生日期：1984 年 3 月 21 日。

首诊时间：2016 年 7 月 28 日。

主诉：晨起 5 点上腹部胀满 2 年。胁下不适，大便不成形，晨起反酸，恶心，舌质淡，脉沉细。

人参 10g	炒枳实 12g	姜半夏 12g	炒白术 10g
炒神曲 20g	炒麦芽 20g	厚朴 15g	黄连 6g
炙甘草 9g			

共 7 剂。

二诊：8 月 10 日。

症状稍微改善。

三诊：12 月 7 日。

腹泻半月，舌质淡，脉沉细。

附子 12g	山萸肉 10g	清半夏 12g	木瓜 30g
乌梅 30g	丁香 6g	藿香 10g	生姜 9g
大枣 10g	黄连 6g	肉豆蔻 6g	

共 4 剂。

四诊：12 月 13 日。

1 剂后腹泻痊愈，胀满明显好转。上方继服。

五诊：12 月 22 日。

上腹部不适，大便质黏，舌苔黄腻，脉濡。

茯苓 20g	黄连 12g	车前子 20g	麦冬 20g
清半夏 12g	通草 9g	黄芩 10g	炙甘草 9g
制远志 12g	生姜 9g	大枣 10g	

共 5 剂。

六诊：2017 年 1 月 3 日。

上腹部不适、大便质黏明显好转。上方继服。

按语：患者初诊时上腹部胀满，舌质淡，脉沉细，首先考虑枳实消痞汤，但是效果不甚理想，所以患者服用了两周后未再二诊。半年后患者因为腹泻就诊，重新分析病机，患者出生于1984年，六甲之年土运太过，就诊时病情已经发病2年，病若不是当年气，看与何年运气同，附子山萸汤符合此时运气的病机，所以服后一剂速效。五诊时从舌苔上看，病机发生了变化，运气也发生了变化，此时的症状符合2016水运太过的病机，以该年运气方黄连茯苓汤主之。

柴胡桂枝干姜汤＋乌梅丸＋固冲汤＋黄连茯苓汤＋苁蓉牛膝汤＋升明汤

病案

滕某，女。出生日期：1968月10日。

首诊时间：2015年6月20日。

主诉：面部痉挛2天。大便不成形，口苦。

柴胡15g	桂枝15g	干姜9g	天花粉10g
牡蛎30g	木瓜30g	生姜9g	炙甘草9g
黄芩10g			

共7剂。

二诊：7月6日。

肌肉痉挛好转，上方加白芍20g。

三诊：2016年5月25日。

面部肌肉痉挛复发，上方继服一周后好转。

四诊：8月3日。

左手拇指湿疹半月，大便不成形，夜间3点易醒，醒后难以入睡。

乌梅50g	附子12g	干姜9g	人参10g
桂枝12g	细辛6g	当归10g	黄柏12g
黄连12g	花椒6g		

共6剂。

五诊：10月12日。

月经每月来潮2次，上腹部胀满，舌质淡，脉沉细。

炒白术30g	黄芪20g	龙骨30g	牡蛎30g
山萸肉15g	白芍20g	海螵蛸20g	五味子12g
茜草10g	清半夏12g	血余炭12g	焦山楂20g

六诊：2017 年 1 月 16 日。

入眠困难一周，舌苔黄腻，脉滑。

清半夏 12g	黄连 12g	黄芩 10g	炒枳实 12g
竹茹 9g	炙甘草 9g	牡蛎 30g	茯神 20g
车前子 15g	通草 9g	麦冬 20g	

共 5 剂。

七诊：2 月 18 日。

睡眠明显改善。右足跟疼痛、左后背疼痛 10 天，加重 1 周，流眼泪。

肉苁蓉 30g	牛膝 20g	熟地黄 10g	当归 10g
炒白芍 20g	乌梅 30g	炙甘草 9g	鹿角霜 20g
木瓜 30g	清半夏 12g	茯苓 15g	

八诊：3 月 11 日。

咽干 1 周，鼻子出血。

远志 9g	天冬 10g	麦冬 15g	山萸肉 12g
白芍 15g	紫檀香 6g	生白术 12g	炙甘草 10g
生姜 9g			

按语：该患者连续就诊接近三年，可以说，每次就诊时的运气病机都不一样，初诊时是在太阴湿土司天、太阳寒水在泉的 2015 年 6 月，三之气太阴湿土加临少阳相火，面部肌肉痉挛，病机符合柴桂干姜汤证的运气。2016 年 5 月 25 日三诊面部肌肉痉挛复发，此时是该年的三之气，少阳相火加临少阳相火，刚刚从二之气太阴湿土转化过来，柴桂干姜汤符合病机。

四诊时手指出现湿疹，伴有夜间 3 点易醒的厥阴病欲解时症状，乌梅丸主之。

五诊出现月经不调，处于 2016 年 10 月，此时运气厥阴风木在泉，五之气太阳寒水加临阳明燥金，太阳寒水易伤阳，阳明燥金易耗气伤阴，阴阳两伤，经血不固，方选《医学衷中参西录》之固冲汤。

六诊出现阳不入阴的失眠，舌苔黄腻，脉滑，运气仍处于水运太过的 2016 年，黄连茯苓汤化裁。

七诊时已经进入 2017 年木运不及之年，患者出生于 1968 年的 10 月，厥阴风木在泉之时，右足跟疼痛，左后背疼痛，该年的运气方苁蓉牛膝汤主之。

八诊时咽干、鼻子出血，2017 年阳明燥金司天，一派阳明燥热伤阴的征象，出生于 1968 年火运太过之年，审平汤主之。

紫菀汤＋黄连茯苓汤

病案

曹某，女。出生日期：1970 年 1 月 25 日。

首诊时间：2016 年 11 月 26 日。

主诉：咳嗽 1 年余。2015 年 10 月开始咳嗽，舌质淡，苔白腻微黄，脉濡。

蜜紫菀 12g	人参 12g	黄芪 20g	地骨皮 20g
桑白皮 30g	白芍 20g	杏仁 10g	炙甘草 9g
乌梅 30g	五味子 9g	黄连 6g	防风 10g
蝉蜕 12g			

二诊：12 月 3 日。

咳嗽明显好转。出现心烦，上方加麦冬 12g。

按语：病若不是当年气，看与何年运气同，分析当年的运气，也要结合当下的运气。患者就诊于 2016 年，为水运太过之年，六之气厥阴风木加临太阳寒水之际，但是发病于 2015 年，为金运不及之年，所以在组方的时候选用两年的运气方化裁，紫菀汤加乌梅、五味子、防风、蝉衣以养血祛风止痉，加黄连以清化湿热。二诊时出现心烦，一是考虑方中人参、黄芪助热，二是寒水流行，邪害心火，心火亢盛，所以加麦冬以清心除烦。

血府逐瘀汤＋苁蓉牛膝汤＋审平汤

病案

马某，女。出生日期：1957 年 7 月 21 日。

首诊时间：2017 年 1 月 4 日。

主诉：眩晕 1 个月。便秘，口苦，气短，脉弦。

柴胡 15g	桔梗 10g	牛膝 15g	枳壳 12g
川芎 9g	当归 10g	生地黄 15g	赤芍 12g
桃仁 10g	红花 12g	人参 10g	天麻 20g

共 4 剂。

二诊：1 月 7 日。

眩晕好转，便秘、口苦好转。胸闷。

肉苁蓉 30g	牛膝 20g	熟地黄 10g	当归 10g
炒白芍 20g	乌梅 30g	炙甘草 9g	鹿角霜 20g
木瓜 30g			

共 5 剂。

三诊：1 月 17 日。

仍便秘，晨起眼睑、下肢浮肿，上楼气喘。

肉苁蓉 30g	牛膝 20g	熟地黄 10g	当归 10g
炒白芍 20g	乌梅 30g	炙甘草 9g	天麻 15g
木瓜 30g	车前子 20g	通草 9g	茯苓 20g

共 7 剂。

四诊：1 月 24 日。晨起浮肿、上楼气喘诸症好转。上方继服。

共 7 剂。

五诊：2 月 14 日。

咳嗽 10 天 咯痰色黄

紫檀香 6g	制远志 12g	山萸肉 10g	炒白术 15g
天冬 20g	麦冬 20g	炒白芍 20g	炙甘草 9g
瓜蒌 20g			

共 4 剂。

六诊：2 月 18 日。

咳嗽明显好转。

按语：患者出生于 1957 年上半年，属于阳明燥金司天之气，就诊于 2017 月 1 月 4 日，虽然还没有进入该年的运气，但是患者已经表现为少阳枢机不利，阳明燥金不降的症状，血府逐瘀汤治疗眩晕获效。二诊时表现出木运不及的症状，虽然应服用苁蓉牛膝汤，但是仍有 2016 年的太过之水，出现过补滋腻所致晨起眼睑下肢浮肿、上楼气喘等情况，所以改用该年的运气方黄连茯苓汤。

到了五诊时，症状以及病机发生了完全的变化，出现了咳嗽，咯痰色黄的情况，2017 年上半年是阳明燥金司天，金燥火烈见喘，治以清降阳明之审平汤。

四逆散＋黄连茯苓汤＋柴葛解肌汤

病案

崔某，女。出生日期：1953 年 12 月。

首诊时间：2016 年 11 月 3 日。

主诉：咳嗽胸闷 5 天。咽痒，咽干，足冷，脉弦。

柴胡 20g	白芍 20g	炒枳实 12g	炙甘草 10g
麦冬 20g	旋覆花 12g	蝉蜕 12g	

二诊：11 月 5 日。

诸症好转，上腹部胀满。上方加人参 10g，清半夏 12g。共 3 剂。

三诊：12 月 16 日。

咳嗽咽干 1 周，大便质黏。

茯苓 20g	黄连 12g	车前子 20g	麦冬 20g
清半夏 12g	通草 9g	黄芩 10g	炙甘草 9g
制远志 12g	生姜 10g	大枣 20g	

共 5 剂。

四诊：2017 年 7 月 11 日。

受凉后出现身体疼痛、流鼻涕 1 周，咽干，舌质红，脉数。

柴胡 20g	石膏 30g	葛根 30g	黄芩 10g
炒白芍 20g	羌活 9g	白芷 9g	生姜 9g
炙甘草 9g	大枣 10g	天花粉 20g	

共 3 剂。

五诊：7 月 14 日。

身体疼痛、咽干好转。

按语：《伤寒论》云："少阴病，四逆，其人或咳，或悸，或小便不利，或腹中痛，或泄利下重者，四逆散主之。"少阴病四逆，病在少阴，实治厥阴和少阳，之所以"四逆"，是因为厥阴不足，无法疏泄气机，少阳不枢，阳气不降，整个六经气血循环不起来。患者出生于 1953 年，少阳相火在泉之时，就诊于厥阴风木在泉的 2016 年 11 月，正值五之气太阳寒水加临阳明燥金之时，脉弦，足凉，四逆散主之。

二诊时四逆散证得解，经气顺经而下，进入太阴，出现腹胀，加红参、半夏以健脾消胀。

三诊时病机又发生变化，2016 年水运太过，黄连茯苓汤符合此时的运气。

四诊时进入 2017 年，阳明燥金司天之年，正值三之气阳明燥金加临少阳相火，受凉后出现少阳、阳明合病，所以应用清三阳郁热的柴葛解肌汤，三剂得解。

黄连温胆汤＋乌梅丸＋炙甘草汤

病案1

刘某，女。出生日期：1987年6月13日。

首诊时间：2017年4月28日。

主诉：乳房有分泌物2年，加重半月。伴有头痛，大便质黏，月经量少，舌质红，苔黄腻，脉滑。

清半夏12g	黄连9g	黄芩10g	通草12g
车前子10g	木瓜30g	乌梅20g	石榴皮30g
炙甘草12g	天麻15g	茯神20g	茯苓10g

二诊：5月4日。

乳房分泌物明显好转，仍头痛、颈部疼痛，健忘。上方加制远志12g，川芎12g。

三诊：5月11日。上腹部胀满。上方加乌梅20g，炒枳实15g，木香12g，焦山楂20g。

按语：我们在门诊上经常遇到这类妇科患者，不在哺乳期却出现分泌物的情况，西医检查不出什么结果来。该患者发病是在乙未年的2015年，太阴湿土司天，既然分泌液体，又遇太阴湿土，那肯定是与湿有关系，舌苔脉象也证明了这一点。

病案2

赵某，女。出生日期：1952年11月8日。

首诊时间：2017年4月24日。

主诉：心动过缓胸闷多年，心率42次/分，夜间尿频，夜间1点胸闷加重。

乌梅50g	附子12g	干姜12g	人参10g
桂枝12g	细辛9g	当归10g	黄柏12g
黄连12g	花椒6g		

共6剂。

二诊：5月2日。

夜间胸闷好转，夜间尿频口干好转，上方继服。

三诊：5月10日。

诸症明显好转，心率52～57次/分。

四诊：5月17日。

心慌，舌质红，脉结代。

炙甘草 12g	人参 10g	麦冬 20g	生地黄 50g
桂枝 15g	火麻仁 10g	生姜 10g	阿胶 10g
大枣 15g			

共 7 剂。

五诊：5 月 24 日。

无心慌、胸闷，心率维持在 55 次/分左右。

按语：我用乌梅丸成功治疗窦性心动过缓，以前也有过例子，一例尿毒症患者在某市级医院血透室透析期间，出现夜间 1 点胸闷严重，心率 40 次左右，通过服用三剂乌梅丸后夜间胸闷症状就消失了，心率提高至近 50 次左右。

患者三诊时胸闷好转，但是出现心慌，考虑正处于该年的二之气，少阳相火加临少阴君火，患者又出生在 1952 年，五之气少阴君火加临阳明燥金，此时少阴君火偏旺，气阴两虚，改方炙甘草汤。

紫菀汤 + 苁蓉牛膝汤

病案

李某，男。出生日期：1995 年 12 月 19 日。

首诊时间：2016 年 7 月 28 日。

主诉：脱发大半年。舌质淡，脉细，自汗。

蜜紫菀 15g	人参 12g	黄芪 20g	地骨皮 20g
桑白皮 30g	白芍 20g	炙甘草 9g	桔梗 10g
制远志 12g	薏苡仁 30g		

二诊：8 月 6 日。

脱发、虚汗好转，上方继服。

三诊：2017 年 7 月 29 日。

荨麻疹，皮肤瘙痒 2 个月，舌苔黄腻，脉濡。

白鲜皮 30g	蛇床子 20g	郁金 20g	紫草 20g
肉苁蓉 20g	牛膝 15g	当归 10g	生地黄 20g
木瓜 20g	乌梅 20g	炒白芍 20g	炙甘草 9g
防风 10g	通草 9g		

四诊：8 月 5 日。

皮肤瘙痒基本消失。

按语：患者虽然是在 2016 年就诊，但脱发基本是在乙未年的 2015 年发生的，出生于同时金运不及的 1995 年，同气向求，以乙未年的运气方紫菀汤化裁取效。2017 年出现了荨麻疹，在四之气太阳寒水加临太阴湿土时就诊，木运不及容易出现荨麻疹，暑湿之气也不容忽视。

紫菀汤＋黄连温胆汤

病案

胡某，女。出生日期：1953 年 2 月。

首诊时间：2016 年 2 月 24 日。

主诉：咳嗽 1 个月。舌质淡，脉沉细。

人参 10g	姜半夏 10g	蜜紫菀 12g	白芷 10g
黄芪 20g	桑白皮 30g	炙甘草 9g	生姜 9g
大枣 10g	炒紫苏子 10g		

共 4 剂。

二诊：2016 年 2 月 27 日。

咳嗽明显好转，痰多，鼻涕色黄。上方人参改党参 12g，加胆南星 12g，金荞麦 20g。

三诊：2017 年 2 月 20 日。

咳嗽半月，大便质黏，舌质淡，苔黄腻，脉滑，晨起 4 点易醒。

茯苓 20g	黄连 6g	车前子 15g	麦冬 20g
清半夏 12g	通草 9g	黄芩 10g	炙甘草 9g
制远志 12g	生姜 6g	大枣 10g	炒枳实 12g
竹茹 15g			

按语：患者发病是在 2015 年六之气末，2016 年初之气初，具有金运不及的运气特点，用运气方紫菀汤仍然有效。进入 2017 年 2 月，一之气太阴湿土加临厥阴风木，阳明燥金司天，湿热为患，患者出生于 1953 年，厥阴风木司天之时，湿热蕴结于肝经，黄连温胆汤化裁。

紫菀汤＋乌梅丸

病案

赵某，男。出生日期：1955 年 4 月 21 日。

首诊时间：2016 年 1 月 19 日。

主诉：眩晕、恶心、头痛 3 天。口苦，大便不成形，夜间 1～3 点易醒，舌质淡，脉弦。高血压病史。

柴胡 30g	天花粉 10g	清半夏 12g	牡蛎 30g
黄芩 10g	桂枝 12g	干姜 6g	炙甘草 10g
夏枯草 30g			

二诊：1 月 23 日。

眩晕、易醒等诸症好转，上腹部胀满，晚餐后反酸。上方加炒枳实 12g，厚朴 12g 以降阳明之气。

三诊：5 月 16 日。

又出现口苦、口干 5 天。上方继服。

四诊：8 月 16 日。

眩晕 3 天，夜间 2～3 点易醒，后背胀满，大便质黏，舌质红，苔白腻微黄，脉濡。

乌梅 50g	附子 9g	干姜 9g	人参 9g
桂枝 10g	当归 10g	黄柏 9g	黄连 12g
天麻 15g	细辛 6g	花椒 6g	

五诊：2017 年 2 月 16 日。

咳嗽 3 天，入眠困难，大便质黏，舌苔黄腻，脉滑。

清半夏 12g	黄连 12g	陈皮 10g	炒枳实 10g
竹茹 10g	甘草 9g	牡蛎 30g	茯神 20g
旋覆花 12g	黄芩 10g	通草 9g	

按语：该患者在近一年的就诊中，有两次有夜间 1～3 点易醒的情况，但是用的方不一样，初诊时服用的是柴桂干姜汤，四诊的时候服用的是乌梅丸，所以说夜间 1～3 点易醒虽属厥阴病欲解时，但不一定就是乌梅丸证。

黄连温胆汤 + 黄连茯苓汤 + 枳实消痞汤

病案

刘某，女。出生日期：1955 年 12 月。

首诊时间：2016 年 9 月 7 日。

主诉：小肠梗阻术后，腹泻 10 年。腹泻后心慌、恶心，上腹部胀满，苔白腻，舌质淡紫，脉滑，1983 年 4 月、1985 年 9 月曾有宫外孕史。

清半夏 10g	黄连 9g	陈皮 10g	炒枳实 10g
竹茹 10g	炙甘草 10g	牡蛎 30g	茯神 20g
吴茱萸 9g	生姜 10g	桂枝 15g	

二诊：9 月 10 日。

腹泻明显好转，夜间出现咳嗽。

清半夏 10g	黄连 9g	制远志 10g	通草 10g
竹茹 10g	炙甘草 9g	牡蛎 30g	茯神 20g
吴茱萸 9g	生姜 10g	麦门冬 10g	车前子 15g

三诊：9 月 13 日。

夜间咳嗽好转，上腹部胀满好转。

四诊：9 月 20 日。

上腹部胀满进一步好转，仅餐后稍胀满，纳差，心慌。

人参 10g	清半夏 12g	黄连 9g	陈皮 10g
炒枳实 10g	竹茹 10g	炙甘草 10g	牡蛎 30g
茯神 20g	生姜 10g	厚朴 15g	

按语：2016 年为丙申年水运太过，患者发病是在 2006 年，太阳寒水司天之年，患者出生于 1955 年 12 月，太阳寒水在泉，病若不是当年气，看于何年运气同，寒水同类一聚，水邪流注胃肠为泄。患者 1983 年、1985 年出现宫外孕与该年的运气有关，但与患者的太阳寒水体质是否有关，还有待于观察分析。

升明汤 + 乌梅丸

病案

张某，女。出生日期：1965 年 1 月 9 日。

首诊时间：2016 年 5 月 10 日。

主诉：阵发性出汗 1 个月，加重 10 天。伴心烦，上腹部胀满，便秘。舌质红，脉弦。

酸枣仁 20g	醋青皮 10g	清半夏 10g	车前子 20g
生姜 9g	甘草 10g	炒酸枣仁 20g	紫檀香 9g
蔷薇花 15g			

二诊：5 月 14 日。

阵发性出汗，发热，心烦，上腹部胀满好转。上方继服。

三诊：5 月 19 日。

夜间 2 点易醒，伴有腰痛、腰凉，舌质淡，脉沉细。

乌梅 50g	附子 9g	干姜 9g	人参 10g
桂枝 10g	细辛 6g	当归 10g	黄柏 9g
黄连 12g	花椒 6g		

共 5 剂。

四诊：2017 年 2 月 14 日。

去年服药后上症状消失。

按语：患者年逾五十，出现阵发性出汗、发热，让人感觉是女性更年期综合征，其实与 2016 年少阳相火司天，患者阳气内郁有关。患者 1965 年 1 月 9 日出生，太阴湿土在泉，湿邪太重，遇 2016 年水运太过之年，少阳相火司天之时，湿邪被阳气内郁，予升明汤透达郁阳，化湿利水。

三诊时患者出现夜间 2 点易醒的厥阴证候，初诊时的阳气内郁的脉弦之象已经消失，流露出来一派厥阴病的证候，乌梅丸主之。

乌梅丸 + 生姜泻心汤

病案

孙某，女。出生日期：1958 年 12 月。

首诊时间：2016 年 8 月 20 日。

主诉：头痛、颈部疼痛、眩晕、恶心 1 年。伴有口疮，腰痛、腰冷，大便不成形，夜间 3 点易醒，醒后难以入眠，心前区疼痛，舌质淡，苔白腻，舌尖红，脉沉细。

乌梅 50g	附子 12g	干姜 9g	人参 12g
桂枝 12g	当归 10g	黄柏 12g	黄连 12g
天麻 15g	细辛 6g	花椒 6g	

二诊：8 月 27 日。

眩晕、恶心好转，其他诸症也明显改善，颈部仍感觉疼痛，右寸脉微浮缓。上方加葛根 30g，细辛 9g。

三诊：9 月 6 日。

诸症好转，出现肠鸣，小腹有下坠感，舌质淡，苔白腻，脉细滑。

人参 10g	姜半夏 10g	黄连 9g	黄芩 10g
生姜 15g	干姜 9g	炙甘草 9g	大枣 10g
木瓜 30g			

四诊：

肠鸣，小腹下坠感消失。

按语：患者发病于 2015 年，太阴湿土司天，太阳寒水在泉之际，患者是 1958 年 12 月太阴湿土之时出生的。就诊于 2016 年下半年，厥阴风木在泉，患者夜间 3 点易醒，具有厥阴病证，伴有口疮，舌尖红，上焦火偏旺，所以选用乌梅丸，效如桴鼓。二诊时诸症得到改善，但是仍然感觉颈部肌肉酸痛，根据脉象加葛根 30g，乌梅相当于桂枝加葛根汤，加强解肌舒痉的作用。但是到三诊的时候，患者诸症显示病机发生变化，病位发生了转移，出现了脾胃不和的生姜泻心汤证。星转斗移，我们不能再刻舟求剑了。

乌梅丸＋半夏泻心汤

病案

韩某，女。出生日期：1967 年 10 月 17 日。

首诊时间：2016 年 11 月 24 日。

主诉：上腹部胀痛 4 个月。便秘，多梦，夜间 1 点易醒，腰冷。舌质淡脉沉细。

乌梅 45g	附子 12g	干姜 9g	人参 10g
桂枝 10g	细辛 5g	当归 10g	黄连 12g
黄柏 10g	花椒 6g		

二诊：12 月 6 日。

诸症明显好转。上方继服。

三诊：12 月 20 日。

饮食不慎后出现上腹部胀满，舌质淡，苔白腻，脉沉细滑。

人参 10g	姜半夏 12g	黄连 9g	黄芩 10g
生姜 9g	干姜 9g	炙甘草 9g	大枣 10g
厚朴 15g	焦山楂 20g	炒神曲 20g	

按语：患者上腹部胀痛如果按照《中医内科学》中"痞满"或者"胃痛"两节辨证，没有一个证型可以对的上，但是按照运气思维，选用乌梅丸 10 天，症状明显好转。三诊时患者因为饮食不慎出现了上腹部胀满疼痛，从舌苔脉象上看，病机的三阴三阳，位置发生了变化，转到了阳明与太阴，故选用了半夏泻心汤加减，以调和脾胃的气机。

乌梅丸＋半夏泻心汤＋黄连温胆汤

病案

潘某，女。出生日期：1965 年 5 月 14 日。

首诊时间：2016 年 6 月 3 日

主诉：气喘 30 年，活动后加重，上腹部胀满，头痛，口疮，腰痛，腰冷。夜间 2 点到 3 点易醒，醒后难以入眠。舌质淡苔腻，舌尖红，右寸脉滑，右关脉沉细，左关脉沉细。

乌梅 40g	干姜 9g	人参 10g	桂枝 10g
细辛 6g	当归 10g	黄柏 10g	黄连 12g
花椒 6g			

二诊：6 月 13 日。

气喘以及上腹部胀满、头痛、口疮明显好转，仍腰痛。上方加木瓜 30g，怀牛膝 30g。

三诊：6 月 28 日。

心慌，口苦，夜间手麻木，上腹部胀满，舌质淡，苔黄腻，右寸脉滑，关脉沉细。

人参 10g	姜半夏 10g	黄连 9g	黄芩 10g
干姜 9g	炙甘草 9g	炒枳实 12g	川芎 15g
天麻 15g	竹茹 10g	生姜 9g	

四诊：2017 年 2 月 14 日。

去年 6 月服药后诸症好转，目前咳嗽，咯痰伴阵发性发热半月，腰痛，无胸闷喘憋，舌苔黄腻，脉滑。

清半夏 10g	黄连 12g	陈皮 10g	炒枳实 10g
竹茹 10g	甘草 9g	茯苓 20g	黄芩 10g
制远志 10g	通草 10g	生姜 9g	天麻 15g
木瓜 20g	牡蛎 30g		

五诊：

咳嗽，发热消失，未再服药。

按语：患者虽然有 30 年的气喘病史，但是我们只要分析好病机，照样切中要害。患者就诊于 2016 年，少阳相火司天，厥阴风木在泉，出生于 1965 年，厥阴风木司天，5 月 14 日为该年二之气，太阳寒水，1965 年又是金运不济之年，所以说患者体内有厥阴风木、太阳寒水，又有太阴不足之处。患者有这些潜藏的病机不一定发病，还要看时下的运气与其舌脉象是否相符。

三诊时出现口苦、心慌、苔黄腻，说明患者体内湿热偏重，可能与上方中附子等热性药物有关，也说明外界药物的干预，病机从而发生了转变，从舌苔脉象看更符合半夏泻心汤证。

四诊就诊于 2017 年 2 月，处于该年的一之气太阴湿土，2017 年是阳明燥金司天之年，又是木运不及之年，所以说患者的病机有湿，有阳明不降，又有木运不及，所以选黄连温胆汤加木瓜、天麻治疗，说明运气的变化，也是循序渐进的。

温经汤＋黄连茯苓汤

病案

卢某，女。出生日期：1982 年 1 月 18 日。

首诊时间：2016 年 10 月 17 日。

主诉：月经量少、下肢乏力 1 个月。

麦冬 30g	吴茱萸 6g	当归 10g	川芎 6g
白芍 10g	人参 10g	桂枝 6g	牡丹皮 6g
炮姜 6g	炙甘草 9g	清半夏 10g	阿胶 10g

二诊：12 月 17 日。

月经量增多，目前口干，左下肢足发冷，大便质黏，舌苔黄腻，脉濡。

茯苓 20g	黄连 12g	车前子 20g	麦冬 30g
清半夏 12g	通草 12g	黄芩 10g	甘草 9g
制远志 6g	生姜 9g	大枣 10g	乌梅 30g

三诊：12 月 22 日。

左下肢发冷好转。

按语：运用温经汤要有少阴君火的情况对应，该患者出生于 1982 年 1 月 18 日，还处于少阴君火在泉的 1981 年，该年同样属于水运不及之年，水运不及，元阳无藏，下焦虚寒，容易出现上热下寒之证候。初诊时是在 10 月 17 日，正值该年的五之气，太阳寒水加临阳明燥金，下半年厥阴风木在泉之时，所以温经汤就有了用武之地。

患者出生于 1982 年的 1 月 18 日，运气向太阳寒水司天之气转化之时。二诊时患者表现的是 2016 年水运太过的证候，理所当然就改成运气方黄连茯苓汤。

枳实消痞汤＋黄连茯苓汤

病案

郭某，女。出生日期：1977 年 3 月。

首诊时间：2016 年 8 月 24 日。

主诉：上腹部胀满、嗝气 3 个月。手足心发热，舌质淡苔白腻，脉沉细。

人参 10g	姜半夏 10g	黄连 9g	黄芩 10g
炒枳实 10g	炒神曲 20g	炒麦芽 20g	厚朴 15g
生姜 12g	炒白术 15g		

共 7 剂。

二诊：9 月 6 日。

上腹部胀满、嗝气、手心发热明显好转，夜间 2 ～ 3 点易醒。上方加乌梅 30g。

三诊：9 月 17 日。

诸症进一步好转，心烦，脉滑，舌质红。

茯苓 20g	黄连 10g	车前子 20g	麦冬 20g
清半夏 12g	黄芩 10g	甘草 9g	生姜 10g
大枣 10g	炒枳实 12g	制远志 10g	小通草 10g

四诊：2017 年 2 月 1 日。

多梦一个月，舌苔黄腻，脉滑。

清半夏 12g	黄连 9g	茯苓 12g	炒枳实 12g
竹茹 9g	甘草 9g	牡蛎 15g	茯神 20g
制远志 10g	麦冬 10g	黄芩 10g	

按语：枳实消痞汤治疗上腹部胀满，这是我们临床上常用的思路，手脚心发热，属于阴虚的证候，这个阴虚还要看是属于哪个脏腑的阴虚。金元医家李东垣，注重调补脾胃，以脾胃立论，认为"内伤脾胃，百病由生"，首先提出阴火论，并创制补中益气汤等著名方剂，对后世产生了很大影响，然而他提出的"阴火"理论，内容丰富，却略于具体，以致后代医家见仁见智，莫衷一是。我们用枳实消痞汤治好了该患者的手心发热，即是李东垣"阴火"理论的具体应用。

二诊时出现厥阴病欲解时的失眠，所以加乌梅。三诊时出现了心烦，舌苔脉象也发生了变化，结合该年的运气影响换成了黄连茯苓汤化裁。

四诊时已经进入 2017 年的一之气，太阴湿土加临厥阴风木，但 2016 年的太过之水运还未完全退位，此时的湿已经不是寒水流行，邪害心火，而是向肝胆之经转化，所以用黄连温胆汤合黄连茯苓汤治疗。

苁蓉牛膝汤＋温经汤

病案

宋某，女。出生日期：1974 年 6 月 19 日。

首诊时间：2017 年 8 月 20 日。

主诉：月经半年未至。以前月经量少，面部色斑、便秘，舌质淡红，脉细。

肉苁蓉 15g	牛膝 15g	熟地黄 12g	当归 15g
白芍 12g	木瓜 20g	乌梅 20g	鹿角霜 15g
红参 12g	麦冬 30g	阿胶 10g	吴茱萸 6g
牡丹皮 10g	赤芍 10g		

二诊：8 月 25 日。

便秘及嗜睡好转，精神转佳。原方继服。

三诊：9 月 1 日。

月经来潮。上方加桂枝 10g。

按语：1974 年属于少阳相火司天，厥阴风木在泉之年，又是土运太过之年，容易出现肝血不足，2017 年又是木运不及之年，2017 年 8 月为少阴君火在泉，四之气太阳寒水加临太阴湿土，故具有温经汤的运气病机。

柴胡桂枝干姜汤＋补中益气汤＋静顺汤

病案

鞠某，女。出生日期：1985 年 12 月。

首诊时间：2017 年 9 月 20 日。

主诉：产后 2 个月，发热 3 天，乳房疼痛、乳汁不通，下午发热。伴有腰痛，便秘，胃怕冷，舌质淡红，左寸脉弦，右关脉、尺脉沉细。

柴胡 30g	红参 10g	法半夏 10g	天花粉 15g
桂枝 15g	干姜 9g	牡蛎 30g	黄芩 10g
炙甘草 10g	通草 9g	木瓜 30g	丝瓜络 12g

二诊：9 月 24 日。

乳房无疼痛，下午无发热。

三诊：2018 年 3 月 4 日。

餐后上腹部胀满，血压 90/60mmHg。

红参 12g	柴胡 12g	黄芪 20g	当归 10g
升麻 9g	炙甘草 10g	茯苓 15g	木瓜 25g
炒白术 15g	陈皮 10g		

四诊：3 月 11 日。

上腹部胀满好转。

五诊：5 月 13 日。

2 天前因吃海鲜后又出现乳房疼痛、发热，体温 39.5℃，舌质淡，脉沉细。

附子 18g	生姜 15g	生地黄 30g	茯苓 30g
木瓜 30g	诃子 10g	防风 10g	怀牛膝 15g
干姜 9g	蒲公英 15g		

六诊：5 月 16 日。

服药当晚体温降到 37℃，乳房疼痛开始好转。刻下舌质红，脉沉细。上方附子改 15g，干姜 6g.

按语：患者大半年内出现两次急性乳腺炎，没有一次是按照清热解毒的思路去组方的。初诊时 2017 年 9 月，少阴君火在泉，四之气太阳寒水之际，服用柴胡桂枝干姜汤。

三诊时出现上腹部胀满，患者出生于 1985 年太阳寒水之际，就诊时为一之气少阳相火加临厥阴风木，春天少阳之火，无力生发，中焦脾胃乏力，出现上腹部胀满，补中益气汤主之。

五诊时处于太阳寒水司天的 2018 年 5 月，患者由于过量食用性味大寒之海鲜，出现急性乳腺炎，体温高达 39.5℃，由于患者出生于 1985 年 12 月，为太阳寒水之时，天虚遇人虚，两虚相干而得病，予该年的运气方静顺汤，当天晚上一剂后热退，乳房疼痛明显好转。

柴胡桂枝干姜汤 ＋ 静顺汤

病案

宋某，男性。出生 1958 年 10 月。

首诊：2018 年 4 月 4 日。

主诉：左膝关节积液、疼痛 1 年，加重 1 个月。糖尿病病史，空腹血糖

16mmol/L，舌质淡，右寸脉弦滑，关脉沉细。平时皮下注射胰岛素，每日 20 单位。

柴胡 30g	黄芩 10g	干姜 9g	桂枝 18g
牡蛎 30g	天花粉 20g	木瓜 30g	炙甘草 9g
茯苓 20g			

二诊：4 月 15 日。

血糖由 16mmol/L 下降至 3～6mmol/L。膝关节疼痛稍好转，皮下注射胰岛素每日减少至 16 单位。上方继服。

二诊：2008 年 04 月 22 日。

血糖稳定在 6mmol/L 左右，膝关节仍疼痛。

茯苓 20g	木瓜 30g	熟附子 18g	干姜 12g
诃子 20g	牛膝 30g	炙甘草 9g	

三诊：5 月 2 日。

膝关节疼痛好转。

按语：患者初诊时属于太阳寒水司天之时，一之气少阳相火加临厥阴风木之际，从脉象上看也符合柴胡桂枝干姜汤的病机，二诊时虽然主诉的症状缓解不明显，但是血糖反而控制得很好。三诊时关节依旧疼痛，重新分析患者的运气病机：1958 年为太阳寒水司天之年，2018 年同样是太阳寒水司天之年，太阳寒水内停，以该年的运气方静顺汤主之。